# Manual de Medidas Caseiras e Receitas para Cálculos Dietéticos

Kelly Cristina de Moura Bombem • Daniela Silva Canella
Daniel Henrique Bandoni • Patrícia Constante Jaime

# Manual de Medidas Caseiras e Receitas para Cálculos Dietéticos

M.BOOKS

M.Books do Brasil Editora Ltda.

Rua Jorge Americano, 61 - Alto da Lapa
05083-130 - São Paulo - SP - Telefones: (11) 3645-0409/(11) 3645-0410
Fax: (11) 3832-0335 - e-mail: vendas@mbooks.com.br
www.mbooks.com.br

**Dados de Catalogação na Publicação**

Bombem, Kelly Cristina de Moura
Manual de Medidas Caseiras e Receitas para Cálculos Dietéticos/ Kelly Cristina de Moura Bombem; Daniela Silva Canella; Daniel Henrique Bandoni; Patrícia Constante Jaime.
2012 – São Paulo – M. Books do Brasil Editora Ltda.

ISBN: 978-85-7680-137-5

1. Nutrição 2. Saúde 3. Alimentação



Editor
Milton Mira de Assumpção Filho

Produção editorial
Lucimara Leal

Coordenação gráfica
Silas Camargo

Editoração
Crontec

2012

# Sumário

# Introdução

A avaliação quantitativa do consumo alimentar é uma etapa fundamental para estudos envolvendo a relação entre alimentação e saúde. Entretanto, esta tarefa é complexa tanto na escolha da metodologia para obtenção dos dados quanto para conversão destes em energia e nutrientes.

A fase de conversão dos relatos do consumo alimentar em alimentos é uma das tarefas mais demoradas e trabalhosas da avaliação. Algumas das principais dificuldades são relacionadas com o crescente consumo de alimentos e refeições fora do domicílio ou o consumo de preparações prontas, que faz com que os indivíduos investigados não saibam relatar suas formas de preparo e ingredientes. Outra grande dificuldade é o relato das medidas caseiras, que é impreciso e tem como agravante a ausência de padrão no tamanho dos utensílios. Assim, a padronização é a forma mais prática e confiável para analisar os dados de consumo alimentar.

Neste cenário, o suporte da literatura de um manual e receitas padronizadas (livros técnicos, livros de gastronomia, sites especializadas entre outras fontes) é fundamental para analisar dados de inquéritos alimentares. Contudo, este material é encontrado em diferentes locais, o que dificulta o trabalho de profissionais e pesquisadores. Assim, é cada vez mais necessário munir os estudantes, profissionais e pesquisadores de ferramentas dinâmicas e eficientes que auxiliem no planejamento e no cálculo dietético.

Este livro nasceu do trabalho da equipe de pesquisa que trabalhou em um estudo de intervenção avaliando o consumo de mais de 1.000 indivíduos adultos que trabalhavam em empresas na cidade de São Paulo.

O objetivo da avaliação do consumo era determinar a qualidade da dieta, para tanto, o desmembramento de cada receita fez-se necessário, mesmo diante de informações nutricionais de preparações já estabelecidas como: empanados industrializados, esfihas, batatas fritas e purê de batata. Assim como, a padronização de receitas com certa similaridade na sua composição nutricional, como bolo de aniversário, tempero para salada e tempero para carnes, refrigerante, biscoitos e chocolates.

A publicação destas informações pode ajudar a minimizar o tempo considerável que despendemos, principalmente na busca de informações com boas referências e que pudessem se aproximar do consumo.

Este livro pretende ser uma ferramenta não apenas para pesquisadores, como também para estudantes ou profissionais que precisem desenvolver inúmeras atividades que necessitem da padronização de medidas e receitas culinárias, como: elaboração de cardápios, elaboração de lista de substituições, avaliação da alimentação de indivíduos e população e para outros fins.

# Estrutura do Manual

O presente manual é composto por medidas caseiras de alimentos e preparações, e pela padronização de receitas. Na sequência, são apresentados dois exemplos de dia alimentar, bem como as etapas a serem seguidas a fim de realizar a análise quantitativa.

Para o cálculo das preparações, sugerimos o uso da Tabela Brasileira de Composição de Alimentos - TACO (UNICAMP, 2006), e na ausência dos alimentos utilizou-se a tabela do Departamento de Agricultura dos Estados Unidos, versão 19 (USDA, 2006).

# Medidas Caseiras

- 1 “dedo” da xícara de chá = 25,5 mL
- 1 “dedo” do copo americano = 25 mL
- 1 “dedo” do copo de requeijão = 40 mL
- 1 caneca = 1 copo de suco = 300 mL
- 1 copinho descartável de café = 50 mL
- 1 copo (máquina de “café”) = 240 mL
- 1 copo (sem especificar) = usar americano (150 mL)
- 1 copo americano = 150 mL de água e líquidos
- 1 copo de geleia = 165 mL
- 1 copo de liquidificador = 1,5 L
- 1 copo de requeijão = 240 mL de água e líquidos
- 1 copo descartável = 200 mL
- 1 copo tulipa = 290 mL
- 1 xícara de café = 60 mL
- 1 xícara de chá = 182 g
- 1 pedaço (filé) grande = 150 g (mão inteira)
- 1 pedaço (filé) médio = 100 g
- 1 pedaço (filé) pequeno = 80 g (carta de baralho e palma da mão)
- 1 posta de peixe cozido grande = 135 g

# Adaptações

Na ausência do utensílio utilizado nas tabelas de referência, utilizou-se as seguintes adaptações:

| | |
|---|---|
| • 1 prato cheio de arroz e feijão = | 2 colheres de servir arroz + 1 concha média de feijão |
| • 1 colher de café = | ½ colher de chá ou ¼ da colher de sobremesa ou ⅛ da colher de sopa |
| • 1 colher de chá = | ½ colher de sobremesa ou ¼ da colher de sopa |
| • 1 colher de sobremesa = | ½ colher de sopa |
| • 1 colher de sopa = | 2 colheres de sobremesa ou ½ colher de servir arroz |
| • 1 concha = | 2 colheres de servir arroz ou 1 escumadeira ou 4 colheres de sopa |
| • Escumadeira = | 2 colheres de sopa ou 1 concha ou 1 colher de servir arroz |

# Medidas Caseiras e Porções

- **Abacate**
  1 colher de sopa cheia picada = 45 g
  1 unidade média = 430 g

- **Abacaxi**
  1 fatia fina = 50 g
  1 fatia média = 75 g
  1 fatia grossa = 150 g

- **Abóbora cozida**
  1 colher de sopa = 16 g
  1 escumadeira média = 70 g
  Pedaço pequeno = 30 g
  Pedaço médio = 50 g
  Utilizar abóbora, cabotian, cozida (não contém óleo nem sal)

- **Açaí com morango**
  1 porção = 500 g

- **Acarajé**
  1 unidade pequena = 40 g

- **Acelga**
  1 colher de sopa = 6 g
  1 colher de servir = 10 g
  1 folha média = 10 g
  1 prato raso = 60 g
  1 pegador de acelga picada = 22 g
  Utilizar acelga, crua

- **Achocolatado**
  1 colher de sopa = 10 g
  1 colher de sobremesa = 7g
  1 colher de chá = 2 g
  Utilizar achocolatado, pó

- **Açúcar**
  1 colher de sopa = 12 g
  1 colher de chá = 4 g
  1 xícara de chá = 135 g
  1 sachê = 5 g
  Utilizar açúcar, refinado

- **Agrião**
  1 colher de sopa = 7 g
  1 pires = 10 g
  1 prato de sobremesa = 20 g
  1 ramo médio = 5 g

- **Alface**
  1 folha = 6 g

1 pegador = 22 g
1 prato de sobremesa (6 folhas) = 36 g
Utilizar alface, crespa, crua

- **Almôndegas**
  1 unidade pequena = 30 g
  1 unidade média = 50 g

- **Ameixa**
  1 unidade média = 16 g
  Utilizar ameixa, crua

- **Amêndoa**
  Ver em *Oleaginosas*

- **Amendoim torrado sem sal**
  1 colher de sopa = 17 g
  1 punhado = 30 g
  1 unidade = 0,8 g
  Utilizar amendoim, grão, cru

- **Arroz branco**
  ½ prato de arroz = 2 colheres de servir arroz
  1 colher de sopa = 25 g
  1 colher de servir = 55 g
  1 escumadeira = 85 g
  Utilizar arroz, tipo 1, cozido

- **Arroz doce**
  1 pote de sobremesa (descartável) = 2 colheres de sopa = 80 g

- **Arroz integral**
  1 colher de sopa cheia = 20 g
  Utilizar arroz, integral, cozido

- **Atum em conserva**
  1 lata = 198 g
  1 colher de sopa = 11 g
  1 colher de sobremesa = 6 g
  Utilizar atum, conserva em óleo

- **Aveia**
  1 colher de sopa = 7 g
  1 colher de sobremesa = 5 g

- **Azeite**
  Para tempero de salada utilizar 3 g
  Utilizar azeite, de oliva, extravirgem

- **Azeitona preta**
  1 unidade = 3 g

- **Azeitona verde**
  1 unidade = 4 g

- **Bacon**
  1 fatia média = 15 g

- **Banana-maçã**
  1 unidade média = 55 g

- **Banana-nanica**
  1 unidade média = 70 g

- **Banana-ouro**
  1 unidade média = 40 g

- **Banana-prata**
  1 unidade média = 70 g

- **Barra de cereais**
  1 barra = 25 g
  Utilizar barra de granola, mole, chocolate ao leite, pingos de chocolate.
  Utilizar a barra diet somente quando houver especificação.

- **Batata cozida**
  1 escumadeira = 50 g
  1 colher de servir = 40 g
  1 colher de sopa = 30 g
  1 unidade média = 140 g
  1 fatia média = 14 g
  Utilizar batata, inglesa, cozida (sem sal)

- **Batata frita**
  1 colher de sopa= 25 g
  1 escumadeira = 65 g
  Porção pequena McDonald's= 65 g
  Porção média McDnald's = 85 g
  Porção grande McDnald's = 146 g
  Utilizar prato rápido, batata, batata frita em óleo vegetal (tipo fast food e com sal).

- **Batata palha**
  1 colher de sopa = 1 pegador = 4,75 g
  1 xícara de chá = 50 g
  Utilizar batata, frita, tipo chips, industrializada

- **Bauru**
  1 unidade = 100 g

- **Berinjela à milanesa**
  1 rodela = 20 g

- **Berinjela à parmegiana**
  1 rodela = 30 g

- **Berinjela ensopada**
  1 colher de sopa = 25 g

- **Berinjela frita**
  1 rodela grande = 20 g

- **Berinjela refogada**
  1 colher de sopa = 25 g

- **Beterraba cozida**
  1 colher de servir = 38 g
  1 colher de sopa = 14 g
  1 escumadeira média = 45 g
  1 fatia média = 12 g
  1 unidade média = 125 g
  Utilizar beterraba, cozida (sem sal)

- **Beterraba crua**
  1 colher de sopa = 16 g
  1 unidade média = 140 g
  Utilizar beterraba, crua

- **Bife à milanesa**
  1 unidade grande = 100 g

- **Bife à parmegiana**
  1 unidade pequena = 100 g

- **Bife de panela/frito/grelhado**
  1 unidade média = 100 g

- **BIS® (Lacta)**
  1 unidade = 7,5 g
  Utilizar chocolate, ao leite

- **Biscoito Club Social®**
  1 pacote = 26 g

- **Biscoito doce (wafer)**
  1 unidade = 9,5 g
  Utilizar biscoito, doce, wafer, recheado de chocolate

- **Biscoito doce recheado**
  1 unidade = 13 g
  Utilizar biscoito, doce, recheado com chocolate

- **Biscoito salgado**
  1 unidade = 6,5 g
  Utilizar biscoito, salgado, cream craker

- **Biscoitos doces (em geral, sem recheio)**
  1 unidade = 5 g
  Utilizar biscoito, doce, maisena

- **Bisteca suína**
  1 fatia média = 100 g

- **Bolinho de arroz**
  1 unidade pequena = 7 g

- **Bolinho de bacalhau**
  1 unidade média = 15 g

- **Bolinho de queijo**
  1 unidade (festa) = 10 g

- **Bolo Ana Maria®**
  1 unidade = 40 g

- **Bolo de aniversário**
  1 fatia = 100 g

- **Bolo de banana**
  1 fatia média = 70 g

- **Bolo de chocolate com calda e recheio de chocolate**
  1 fatia média = 100 g

- **Bolo simples**
  1 fatia média = 60 g

- **Bomba de chocolate**
  1 porção = 25 g

- **Bombom**
  Bombom tipo bola = 21,5 g
  Bombom chocolate maciço = 13 g
  Utilizar chocolate, ao leite

**Brigadeiro**
1 unidade média = 15 g
1 colher de sopa = 50 g
1 colher de sobremesa = 30 g

- **Brócolis**
1 colher de sopa = 10 g
Utilizar brócolis, cozido (sem sal)

- **Café**
1 xícara de café = 60 mL
1 copo de café (descartável) = 50 mL
Utilizar café, infusão 10%

- **Café (de máquina)**
1 medida = 50 mL
Utilizar café, infusão 10%

- **Café com leite (máquina)**
1 medida = 90 mL

- **Caipirinha**
1 dose = 100 mL

- **Canelone de presunto e queijo**
1 unidade = 30 g

- **Canja**
1 concha pequena = 50 g

- **Capuccino**
  1 capuccino da máquina = 90 mL

- **Caqui**
  1 unidade média = 110 g
  Utilizar caqui, chocolate, cru

- **Carne assada**
  1 fatia pequena = 75 g
  1 fatia média = 90 g
  1 fatia grande = 135 g

- **Carne cozida/ensopado**
  3 colheres de sopa cheia = 100 g
  1 pedaço pequeno de carne cozida ("picadinho") = 33 g

- **Carne moída pronta**
  1 colher de sopa = 15 g
  1 colher de servir = 40 g

- **Carne seca**
  1 pedaço pequeno = 33 g
  1 pedaço grande = 45 g
  Utilizar carne, bovina, seca, cozida

- **Cebola**
  1 rodela = 5 g

1 colher de sopa picada = 10 g
Para salada = 10 g
Para cada bife acebolado = 2 rodelas
Utilizar cebola, crua

- **Cenoura cozida**
  1 colher de sopa =15 g
  1 colher de servir = 40 g
  1 escumadeira média = 48 g

- **Cenoura crua**
  1 colher de sopa, ralada = 12 g
  1 unidade média = 120 g
  1 pegador = 2 colheres de sopa

- **Cereal matinal**
  1 xícara de café = 30 g
  1 colher de sopa cheia = 5 g
  Utilizar cereal matinal, milho, açúcar

- **Cerveja**
  1 lata = 350 mL
  1 garrafa = 600 mL
  Utilizar cerveja, pilsen

- **Chá com açúcar (máquina)**
  1 medida = 90 mL
  açúcar refinado = 5 g
  Utilizar chá, infusão 5%

- **Chocolate**
  Barra individual (pequena), ex: Diamante Negro = 30 g
  Barra Suflair = 50 g
  Barra Talento = 100 g/
  Talento Intense (meio amargo) = 90 g
  Barra grande = 180 g
  1 quadradinho = 9 g
  1 BIS = 7 g
  Bombom tipo bola = 21,5 g
  Bombom chocolate maciço = 13 g
  Utillizar chocolate, ao leite
  Se for meio amargo utilizar chocolate, meio amargo

- **Chuchu cozido**
  1 colher de servir = 28 g
  1 colher de sopa = 15 g
  1 escumadeira = 60 g
  1 pedaço médio = 30 g
  1 unidade = 230 g
  Utilizar chuchu, cozido (sem sal)

- **Cocada**
  1 unidade = 70 g
  1 pote de sobremesa (descartável) = 100 g
  Utilizar cocada, branca

- **Couve refogada**
  1 colher de sopa = 10 g
  1 colher de servir = 30 g

1 folha média = 25 g
Utilizar couve, manteiga, refogada (sem sal)

- **Couve-flor cozida**
  1 colher de sopa = 15 g
  Ramo médio = 30 g
  Utilizar couve-flor, cozida (sem sal)

- **Coxinha**
  1 unidade pequena (tipo festa) = 25 g

- **Creme de espinafre**
  1 escumadeira média cheia = 114 g
  1 colher de servir = 76 g

- **Creme de milho**
  1 colher de sopa cheia = 33 g

- **Croissant**
  1 unidade pequena = 20 g
  1 unidade média = 40 g

- **Croquete de carne**
  1 unidade pequena = 10 g

- **Curau**
  1 pote de sobremesa (descartável) = 120 g

- **Danette®**
  1 unidade = 110 g

- **Dobradinha**
  1 concha média = 225 g

- **Doce de Leite (pingo)**
  1 unidade = 10 g

- **Empadinha de palmito**
  1 unidade média = 20 g

- **Enroladinho de salsicha ou presunto e queijo ou queijo branco com peito de peru**
  1 unidade média (festa) = 27 g

- **Ervilha enlatada**
  1 colher de servir = 27 g
  1 colher de sopa = 16 g
  1 colher de sobremesa = 9 g
  Utilizar ervilha, enlatada, drenada

- **Esfiha aberta**
  1 unidade = 80 g

- **Esfiha de carne ou calabresa (fechada)**
  1 unidade (festa) = 30 g

- **Espetinho de churrasco**
  1 unidade = 140 g
  Utilizar carne, bovina, coxão mole, sem gordura, cozido (sem óleo)

- **Espinafre refogado**
  1 colher de sopa = 25 g
  Utilizar espinafre, refogado (sem sal)

- **Estrogonofe de carne**
  ½ concha média = 60 g
  1 colher de sopa = 25 g

- **Estrogonofe de frango**
  ½ concha média = 60 g

- **Farofa com linguiça**
  1 colher de sopa = 15 g

- **Feijão**
  1 colher de sopa = 17 g
  1 concha pequena = 65 g
  1 concha média = 140 g

- **Feijoada completa**
  1 concha média cheia = 225 g

- **Flan**
  1 pote de sobremesa = 120 g

- **Frango**
  1 asa média = 40 g
  Utilizar frango, asa, carne e pele, cozido, assado (sem óleo)
  1 colher de sopa desfiado = 10 g
  Utilizar frango, peito, sem pele, grelhado
  1 coxa média = 40 g
  Utilizar frango, coxa, com pele, assada
  1 peito médio = 180 g
  Utilizar frango, peito, com pele, assado
  1 pescoço médio = 10 g
  Utilizar frango, carne, pele, miúdos e pescoço com pele, assado (sem óleo)
  1 sobrecoxa média = 65 g
  Utilizar frango, sobrecoxa, com pele, assada (sem óleo)
  1 unidade de frango a passarinho = 16 g
  1 unidade de moela cozida = 14 g
  Utilizar galinha, moela, todas as espécies, cozido, fogo baixo (sem sal)

- **Frango ao molho branco**
  1 colher de sopa =20 g

- **Frango cozido/ensopado/grelhado**
  1 colher de sopa =20 g

- **Frango empanado/milanesa**
  1 filé pequeno = 100 g

- **Frango frito**
  1 filé médio = 100 g

- **Frapuccino**
  1 copo = 300 mL

- **Gelatina**
  1 porção = 1 copo descartável (copo de sobremesa) = 100 g

- **Geleia**
  1 colher de sopa = 22 g
  1 colher de sobremesa =11 g
  1 colher de chá = 4 g
  Utilizar geleia em compotas

- **Goiaba**
  1 unidade média = 170 g
  Utilizar goiaba, vermelha

- **Grão-de-bico cozido**
  1 concha média = 120 g
  1 colher de servir = 45 g
  1 colher de sopa = 22 g

- **Guaraná com açaí**
  Para 100 mL da bebida = 50 g de polpa com xarope
  Utilizar açaí, polpa, com xarope de guaraná e glucose

- **Gyoza (pastel de carne de porco frito)**
  1 unidade = 40 g

- **Hamburguer**
  1 unidade grelhada = 56 g
  Utilizar hamburguer, bovino, grelhado

- **Iogurte**
  1 pote (natural) = 200 g
  1 pote (bandeja) = 90 g
  1 garrafinha = 200 g
  1 potinho de danoninho = 45 g
  Utilizar iogurte, sabor morango

- **Kani kama**
  1 unidade = 16 g
  Utilizar caranguejo, cozido

- **Laranja**
  1 unidade média = 180 g
  Utilizar laranja, pêra, crua

- **Lasanha**
  Pedaço médio = 190 g

- **Leite com achocolatado (preparado em casa)**
  1 copo de requeijão = 240 mL de água e líquidos
  1 copo descartável = 200 mL
  1 caneca = 1 copo de suco = 300 mL
  1 xícara de chá = 182 g
  Utilizar leite, vaca, fluido, 3,25% de gordura
  Utilizar 10% de achocolatado, pó

- **Leite com achocolatado ou café (máquina)**
  1 copo = 90 mL

- **Leite de soja em pó**
  1 colher de sopa = 13 g
  Utilizar soja, extrato solúvel, pó

- **Leite de vaca integral**
  Utilizar leite, vaca, fluido, 3,25% de gordura

- **Leite desnatado**
  Utilizar leite, vaca, sem gordura, fluido, com vitamina A (desnatado)

- **Leite semidesnatado**
  Utilizar leite, vaca, semidesnatado, fluído, 2% gordura, com vitamina A

- **Lentilha**
  1 concha pequena = 64,5 g
  1 concha média = 86 g
  1 concha grande = 107,5 g
  1 colher de sopa = 26,2 g
  1 colher de servir = 70 g
  Utilizar lentilha, cozida (sem óleo e sem sal)
  Acrescentar óleo, alho, sal e cebola

- **Linguiça frita**
  1 gomo = 60 g
  1 rodela = 10 g

- **Maçã**
  1 unidade pequena = 80 g
  1 unidade média = 130 g
  Utilizar maçã, fugi, crua

- **Macarrão**
  1 colher de servir = 50 g
  1 colher de sopa = 25 g
  1 escumadeira = 110 g
  1 garfada = 30 g
  1 pegador = 110 g
  1 prato fundo = 280 g
  1 prato raso = 200 g
  Utilizar macarrão, cozido, não enriquecido

- **Mamão papaia**
  1 unidade = 270 g
  1 colher de sopa = 40 g
  1 colher de servir = 70 g

- **Mandioca cozida**
  1 colher de servir = 60 g
  1 colher de sopa = 20 g
  1 pedaço pequeno = 50 g
  1 pedaço médio = 100 g

- **Mandioquinha cozida**
  Seguir medidas de mandioca cozida
  Utilizar batata baroa, cozida (sem sal)

- **Manga**
  1 unidade = 220 g
  Utilizar manga, haden, crua

- **Margarina**
  1 colher de chá nivelada = 2 g
  1 colher de chá rasa = 4 g
  1 colher de chá cheia = 8 g
  Quando não especificada utilizar 3 colheres de chá nivelada de margarina para 50 g de pão francês
  com sal: utilizar margarina, com óleo interesterificado, com sal (65% de lipídeos)
  sem sal: utilizar margarina, com óleo interesterificado, sem sal (65% de lipídeos)

- **Maxixe refogado**
  Para cada 100 g de maxixe refogado, utilizar 129 g do mesmo cru
  1 colher de servir = 55 g
  1 colher de sopa = 25 g
  1 escumadeira = 80 g
  Utilizar maxixe, cru

- **Melancia**
  Fatia pequena = 100 g
  Fatia média = 200 g
  Fatia grande = 370 g

- **Melão**
  Fatia pequena = 70 g
  Fatia média = 90 g
  Fatia grande = 115 g

- **Milho verde enlatado**
  1 colher de sopa / 1 concha de salada = 14 g
  1 colher de sobremesa = 11 g
  Utilizar milho, verde, enlatado, drenado

- **Mingau de aveia/milho/fubá**
  1 prato fundo cheio = 375 g

- **Molho bolonhesa**
  1 concha = 58 g

- **Molho branco**
  1 colher de sopa = 35 g

- **Molho com salsicha**
  1 concha média = 58 g

- **Molho curry**
  1 colher de sopa = 15 g

- **Molho de tomate**
  1 colher de sopa de molho de tomate = 15,6 g
  1 concha = 58 g
  Utilizar tomate, molho industrializado

- **Molho para salada (industrializado)**
  1 colher de sopa = 14,7 g
  Utilizar tempero para salada, italiano, com sal

- **Molho madeira**
  1 colher de sopa = 5 mL

- **Morango**
  1 unidade média = 12 g

- **Mortadela (carne suína e bovina)**
  1 fatia = 15 g
  Utilizar mortadela, bovina e suína

- **Mousse de chocolate**
  1 colher de sopa = 25 g
  1 colher de sobremesa = 18 g
  1 porção = 70 g

- **Mousse de maracujá**
  1 colher de servir = 75 g
  1 colher de sopa = 35 g
  1 colher de sobremesa = 25 g
  1 porção = 100 g

- **Nhoque à bolonhesa**
  1 colher de sopa cheia = 30 g

- **Nuggets de frango**
  1 unidade média = 18 g

- **Nutella® ou Amendocrem®**
  1 colher de sopa = 16 g

- **Oleaginosas (amendoim, castanhas, nozes, amêndoa etc.)**
  1 colher de sopa = 17 g
  1 punhado = 30 g
  1 unidade de amêndoa = 1 g
  1 unidade de amendoim = 0,8 g
  1 unidade de castanha-do-pará = 4 g

1 unidade de castanha-de-caju torrada = 2,5 g
1 unidade de castanha europeia cozida = 10 g
1 unidade de noz = 5 g
Utilizar castanha-de-caju, torrada, sem sal

- **Óleo de soja**
  1 colher de café = 1 g
  1 colher de chá = 2 g
  1 colher de sobremesa = 5 g
  1 colher de sopa = 8 g
  Utilizar óleo, de soja

- **Ovo cozido**
  1 unidade = 50 g

- **Ovo frito**
  1 unidade = 50 g

- **Ovo mexido**
  1 unidade = 50 g

- **Paçoca**
  1 unidade = 30 g

- **Palha italiana**
  1 unidade = 45 g

- **Palmito**
  1 unidade média = 40 g
  1 rodela = 5 g
  1 colher de sopa (picado) = 15 g
  Utilizar palmito, em conserva

- **Pamonha**
  1 porção = 160 g

- **Panetone**
  1 fatia média = 45 g

- **Panqueca de carne**
  1 unidade média 80 g

- **Pão, bisnaguinha**
  1 unidade = 20 g

- **Pão de alho**
  1 unidade = 50 g

- **Pão de batata**
  Unidade pequena (mini) = 10 g
  Unidade média = 50 g

- **Pão de forma**
  1 fatia = 25 g
  Utilizar pão, glúten, forma

- **Pão de forma diet/light**
  1 fatia = 25 g
  Utilizar pão, caloria reduzida, branco

- **Pão de forma integral**
  1 fatia = 25 g
  Utilizar pão, trigo, forma, integral

- **Pão de queijo**
  1 unidade pequena (mini) = 10 g
  1 unidade grande (bar) = 40 g

- **Pão francês**
  1 unidade = 50 g
  1 unidade sem miolo = 25 g
  1 unidade mini = 30 g
  1 baguete = 75 g
  Utilizar pão, trigo, francês

- **Pão sírio**
  1 unidade = 58 g
  Usar pão, sírio, branco

- **Pastel de carne**
  1 unidade grande = 50 g

- **Patê de atum**
  1 colher de sobremesa = 23 g
  1 colher de chá = 9 g
  1 colher de sopa = 22,5 g

- **Patê de sardinha**
  1 porção = 1 colher de sopa = 22,5 g

- **Pavê de chocolate**
  1 pedaço médio = 85 g

- **Peito de peru**
  1 fatia = 15 g

- **Peixe assado/à milanesa**
  1 filé médio = 120 g

- **Peixe cozido**
  1 posta de peixe cozido grande = 135 g

- **Peixe ensopado**
  1 filé médio = 120 g

- **Peixe frito**
  1 filé médio = 120 g

- **Pele de frango**
  1 pedaço pequeno = 10 g

- **Pera**
  1 unidade média = 110 g
  Utilizar pêra, Williams, crua

- **Picolé**
  1 unidade = 65 g

- **Pipoca**
  1 pacote de microondas = 100 g
  1 punhado = 5 g
  Utilizar pipoca, rebentada em óleo (sem sal)

- **Pirão de peixe**
  1 colher de servir = 60 g

- **Pizza**
  1 fatia = 90 g

- **Polenta cozida com queijo**
  1 porção = 90 g

- **Polenta cozida ou frita**
  1 porção = 60 g

- **Presunto**
  1 fatia = 15 g
  Utilizar presunto, fatiado, extra magro, (aproximadamente 5% gordura)

- **Pudim de leite**
  1 fatia média = 130 g
  1 colher de sopa = 50 g
  1 colher de sobremesa = 40 g

- **Pudim industrializado (de caixinha)**
  1 pote de sobremesa = 120 g

- **Purê de batata**
  1 colher de sopa cheia = 45 g
  1 colher de servir cheia = 80 g

- **Queijo branco**
  1 fatia pequena = 20 g
  1 fatia média = 30 g
  1 fatia grande = 40 g
  Utilizar queijo, minas/frescal

- **Queijo muçarela**
  1 fatia = 20 g
  Utilizar queijo, muçarela, leite semidesnatado

- **Queijo muçarela de búfala**
  1 bolinha = 40 g
  Utilizar queijo, muçarela, leite integral

- **Queijo parmesão ralado**
  1 colher chá = 2 g
  1 colher sobremesa = 4 g
  1 colher sopa = 7 g
  1 xícara de chá = 74 g
  1 pacote pequeno = 50 g
  1 pacote grande = 100 g
  Utilizar queijo, parmesão

**Queijo tipo Polenguinho®**
1 unidade = 20 g
Utilizar queijo, pasteurizado

- **Queijo tipo Polenguinho® light**
1 porção = 20 g
Utilizar queijo, "cream cheese", sem gordura

- **Quibe cru**
1 unidade média = 50 g

- **Quibe frito**
1 unidade pequena = 12 g
1 unidade média = 50 g
1 unidade grande = 85 g

- **Quindim**
1 unidade pequena = 20 g
1 unidade média = 35 g

- **Rabada**
Pedaço pequeno = 15 g
Pedaço médio = 40 g
Pedaço grande = 90 g

- **Refrigerante (light, zero e diet)**
  Para todos os tipos e sabores utilizar refrigerante, dietético, cola, com sacarina, com cafeína

- **Refrigerante (normal)**
  Mc Donald's pequeno = 300 mL
  Mc Donald's médio = 500 mL
  Mc Donald's grande = 700 mL
  Para todos os sabores utilizar refrigerante, tipo cola

- **Repolho cozido**
  1 colher de servir = 35 g
  1 colher de sopa = 12 g
  1 escumadeira = 45 g
  1 folha média = 26 g
  Utilizar repolho, cozido, sólido, sem sal

- **Repolho cru**
  1 colher de servir = 20 g
  1 colher de sopa = 5 g
  1 escumadeira = 15 g
  1 folha média = 30 g
  Utilizar repolho, branco, cru

- **Requeijão**
  1 ponta de faca = 4 g
  1 colher de sopa = 15 g
  Utilizar queijo, requeijão, cremoso

- **Risoto de frango (em geral)**
  1 colher de sopa cheia = 25 g

- **Rosbife**
  1 fatia = 15 g
  Considerar carne, bovina, contrafilé, com gordura, grelhado

- **Rissole**
  1 unidade pequena (festa) = 12 g
  1 unidade grande (bar) = 70 g

- **Sal**
  1 pitada = 0,35 g

- **Salada de legumes**
  1 colher de sopa = 30 g
  1 colher de servir = 55 g

- **Salada de legumes com maionese**
  1 colher de sopa = 38 g
  1 colher de servir = 70 g

- **Salgadinho (tipo Ruffles®/batata chips)**
  1 punhado = 5 g

- **Salgadinhos (tipo Elma Chips®)**
  1 punhado = 5 g
  1 pacote (em média) = 60 g

- **Salpicão de frango**
  1 colher de sopa = 25 g
  1 colher de servir cheia = 40 g

- **Sardinha**
  1 lata = 130 g
  Utilizar sardinha, conserva em óleo

- **Sashimi**
  1 unidade = 13 g

- **Smirnoff Ice®**
  1 garrafa = 275 mL
  Considerar cerveja, pilsen

- **Sopa de abóbora/ Alho**
  1 concha média = 130 g

- **Sopa de arroz**
  1 porção = 89 g

- **Sopa de aveia**
  1 concha média = 140 g

- **Sopa de ervilha**
  Concha média = 130 g
  Concha pequena = 60 g

Prato fundo = 520 g
Prato raso = 325 g

- **Sopa de feijão com macarrão**
  1 colher de sopa cheia = 20 g
  1 concha média = 160 g

- **Sopa de fubá**
  1 concha média = 160 g

- **Sopa instantânea (tipo Vonno®)**
  1 envelope = 200 mL de sopa preparada
  Utilizar sopa, consomê de galinha, desidratado, preparo com água

- **Sorvete**
  1 bola grande = 100 g
  1 bola média = 80 g
  1 colher de sopa = 50 g
  1 xícara de chá = 100 g
  1 casquinha de sorvete = 2 biscoitos, doce, maisena
  Utilizar sobremesa congelada, sorvete, baunilha

- **Suco (de máquina e sucos em geral não naturais)**
  1 copo descartável = 200 mL
  1 copo de requeijão = 240 mL

**Tangerina/ mexerica**
1 unidade média = 135 g
Utilizar mexerica, murcote, crua

- **Temperos para saladas**
Sal (1 pitada) = 0,35 g
Vinagre ou limão = 4 g
Molho shoyu ou molho inglês = 10 g
Molho de pimenta = 6 g
Cebola = 10 g

- **Tomate cereja**
Considerar 1 unidade = 15 g
Utilizar tomate, salada

- **Tomate cru em cubos**
1 colher de sopa (15 g)
Utilizar tomate, salada

- **Tomate cru em rodela**
Rodela fina = 15 g
Rodela média = 20 g
Rodela grossa = 25 g
Utilizar tomate, salada

- **Torrada industrializada ou caseira simples**
1 unidade = 10 g
Utilizar torrada, pão francês

- **Torta de limão**
  1 fatia média = mini torta = 85 g

- **Tutu de feijão**
  3 colheres de sopa = 100 g

- **Uva Itália**
  Cacho pequeno = 170 g
  Cacho médio = 350 g
  Cacho grande = 560 g
  Unidade média = 8 g
  Utilizar uva, itália, crua

- **Uva rubi**
  Cacho pequeno = 170 g
  Cacho médio = 350 g
  Cacho grande = 560 g
  Unidade média = 8 g
  Utilizar uva, rubi, crua

- **Vagem cozida**
  1 colher de sopa = 15 g

- **Vinho**
  1 garrafa = 750 mL
  Utilizar vinho, de mesa, tinto

- **Wasabi**
  1 colher de café = 5 g
  Considerar gengibre, cru

- **Yakissoba**
  1 prato raso = 90 g
  1 prato médio = 150 g
  1 prato fundo = 265 g

# Receitas Padronizadas

- **Abacaxi desidratado**
  Para cada 100 g de abacaxi desidratado, considerar 313 g de abacaxi cru
  Para cada 10 g de abacaxi desidratado, considerar 31,3 g de abacaxi cru

- **Açaí com morango**
  Para 100 g

| *Quantidade* | *Alimento* |
|---|---|
| 88 g | açaí, polpa, com xarope de guaraná e glucose |
| 1,5 unidade | morango, cru |
| 86 g | laranja, pêra, suco (não diluído e sem açúcar) |
| 24 g | açúcar, refinado |
| | Para 500 g (1 porção) |

Para 500 g

| *Quantidade* | *Alimento* |
|---|---|
| 440 g | açaí, polpa, com xarope de guaraná e glucose |
| 8 unidades | morango, cru |
| 17,2 g | laranja, pêra, suco (não diluído e sem açúcar) |
| 4,8 g | açúcar, refinado |

- **Acarajé**

Para 100 g

| *Quantidade* | *Alimento* |
|---|---|
| 50 g | feijão, fradinho, cru |
| 50 g | cebola, crua |
| 0,2 g | sal |
| 12 g | óleo, de soja |
| 18,8 g | camarão, de água salgada, cru |

Para 40 g (1 unidade mini)

| *Quantidade* | *Alimento* |
|---|---|
| 20 g | feijão, fradinho, cru |
| 20 g | cebola, crua |
| 0,1 g | sal |
| 4,8 g | óleo, de soja |
| 7,5 g | camarão, de água salgada, cru |

- **Almôndegas**

Para 100 g

| *Quantidade* | *Alimento* |
|---|---|
| 60 g | carne, bovina, coxão mole, sem gordura, cozido (sem óleo) |
| 9 g | cebola, crua |
| 3 g | farinha, de trigo |
| 8 g | ovo, de galinha, inteiro, cru |
| 6 g | farinha, de rosca |
| 10 g | tomate, salada |
| 6,4 g | óleo, de soja |
| 1g | sal |

Para 50 g (1 unidade média)

| *Quantidade* | *Alimento* |
|---|---|
| 30 g | carne, bovina, coxão mole, sem gordura, cozido (sem óleo) |
| 4,5 g | cebola, crua |
| 1,5 g | farinha, de trigo |
| 4 g | ovo, de galinha, inteiro, cru |
| 3 g | farinha, de rosca |
| 5 g | tomate, salada |
| 3,2 g | óleo, de soja |
| 0,5 g | sal |

- **Arroz branco**

Para 100 g (4 colheres de sopa)

| *Quantidade* | *Alimento* |
|---|---|
| 100 g | arroz, tipo 1, cozido |
| 4 g | cebola, crua |
| 1 g | alho, cru |
| 1 g | óleo, de soja |
| 1 g | sal |

Para 25 g (1 colher de sopa)

| *Quantidade* | *Alimento* |
|---|---|
| 25 g | arroz, tipo 1, cozido |
| 1 g | cebola, crua |
| 0,25 g | alho, cru |
| 0,25 g | óleo, de soja |
| 0,25 g | sal |

Para 55 g (1 colher de servir)

| *Quantidade* | *Alimento* |
|---|---|
| 55 g | arroz, tipo 1, cozido |
| 2,2 g | cebola, crua |
| 0,6 g | alho, cru |
| 0,6 g | óleo, de soja |
| 0,6 g | sal |

Para 85 g (1 escumadeira)

| *Quantidade* | *Alimento* |
|---|---|
| 85 g | arroz, tipo 1, cozido |
| 3,4 g | cebola, crua |
| 0,85 g | alho, cru |
| 0,85 g | óleo, de soja |
| 0,85 g | sal |

- **Arroz doce**

Para 100 g

| *Quantidade* | *Alimento* |
|---|---|
| 23 g | arroz, tipo 1, cozido |
| 58 g | leite, vaca, fluido, 3,25% de gordura |
| 12 g | açúcar, refinado |
| 0,4 g | canela (pó) |

Para 80 g (1 pote de sobremesa)

| *Quantidade* | *Alimento* |
|---|---|
| 18,4 g | arroz, tipo 1, cozido |
| 46,4 g | leite, vaca, fluido, 3,25% de gordura |
| 9,6 g | açúcar, refinado |
| 0,3 g | canela (pó) |

- **Arroz integral**

Para 100 g (5 colheres de sopa)

| *Quantidade* | *Alimento* |
|---|---|
| 100 g | arroz, integral, cozido |
| 4 g | óleo, de soja |
| 1 g | sal |

Para 20 g (1 colher de sopa)

| *Quantidade* | *Alimento* |
|---|---|
| 20 g | arroz, integral, cozido |
| 0,8 g | óleo, de soja |
| 0,2 g | sal |

- **Banana caramelizada**

Para 100 g

| *Quantidade* | *Alimento* |
|---|---|
| 100 g | banana, nanica, crua |
| 18,6 g | açúcar, refinado |

Para 70 g (1 unidade)

| *Quantidade* | *Alimento* |
|---|---|
| 70 g | banana, nanica, crua |
| 13 g | açúcar, refinado |

- **Bauru**

Para 100 g (1 unidade)

| *Quantidade* | *Alimento* |
|---|---|
| 2,5 g | fermento, biológico, levedura, tablete |
| 41,5 g | leite, vaca, fluido, 3,25% de gordura |

| | |
|---|---|
| 3,8 g | açúcar, refinado |
| 1,4 g | óleo, de soja |
| 27 g | farinha, de trigo |
| 17,5 g | queijo, muçarela, leite integral |
| 25 g | presunto magro cozido (5% gordura) |
| 15g | tomate, salada |

- **Beirute**

Para 100 g

| *Quantidade* | *Alimento* |
|---|---|
| 22,2 g | pão sírio |
| 27,8 g | carne, bovina, contrafilé, com gordura, grelhado |
| 11,1 g | queijo, muçarela, leite integral |
| 8,3 g | cebola, crua |
| 2,2 g | azeite, de oliva, extravirgem |
| 2,1 g | salsinha crua |
| 25 g | tomate, salada |
| 3,3 g | alface, crespa, crua |

Para 360 g (1 unidade)

| *Quantidade* | *Alimento* |
|---|---|
| 80 g | pão sírio |
| 100 g | carne, bovina, contrafilé, com gordura, grelhado |
| 40 g | queijo, muçarela, leite integral |
| 30 g | cebola, crua |
| 8 g | azeite, de oliva, extravirgem |
| 7,5 g | salsinha crua |

| | |
|---|---|
| 90 g | tomate, salada |
| 12 g | alface, crespa, crua |

- **Berinjela à milanesa**

Para 100 g

| *Quantidade* | *Alimento* |
|---|---|
| 120 g | berinjela, crua |
| 1 g | sal |
| 10 g | farinha, de rosca |
| 6,4 g | óleo, de soja |
| 12 g | ovo, de galinha, inteiro, cru |

Para 20 g (1 rodela)

| *Quantidade* | *Alimento* |
|---|---|
| 24 g | berinjela, crua |
| 0,02 g | sal |
| 2 g | farinha, de rosca |
| 1,3 g | óleo, de soja |
| 2,4 g | ovo, de galinha, inteiro, cru |

- **Berinjela à parmegiana**

Para 100 g

| *Quantidade* | *Alimento* |
|---|---|
| 100 g | berinjela, crua |
| 78 g | tomate, salada |
| 7,7 g | cebola, crua |
| 4 g | tomate, molho industrializado |
| 13 g | ovo, de galinha, inteiro, cru |
| 13 g | farinha, de trigo |

| | |
|---|---|
| 39 g | queijo, muçarela, leite integral |
| 0,2 g | manjericão, cru |
| 0,1 g | sal |
| 12,7 g | óleo, de soja |

Para 30 g (1 rodela)

| *Quantidade* | *Alimento* |
|---|---|
| 30 g | berinjela, crua |
| 23,4 g | tomate, salada |
| 2,3 g | cebola, crua |
| 1,2 g | tomate, molho industrializado |
| 3,9 g | ovo, de galinha, inteiro, cru |
| 3,9 g | farinha, de trigo |
| 11,7 g | queijo, muçarela, leite integral |
| 0,05 g | manjericão, cru |
| 0,03 g | sal |
| 3,8 g | óleo, de soja |

- **Berinjela ensopada**

Para 100 g (4 colheres de sopa)

| *Quantidade* | *Alimento* |
|---|---|
| 70 g | berinjela, crua |
| 8 g | tomate, salada |
| 4 g | óleo, de soja |
| 1 g | sal |

- **Berinjela frita**

Para 100 g (5 rodelas grandes)

| *Quantidade* | *Alimento* |
|---|---|
| 120 g | berinjela, crua |
| 1 g | sal |
| 16 g | óleo, de soja |

- **Berinjela refogada**

Para 100 g

| *Quantidade* | *Alimento* |
|---|---|
| 70 g | berinjela, cozida (sem sal e sem óleo) |
| 8 g | tomate, salada |
| 4 g | óleo, de soja |
| 1 g | sal |

Para 25 g (1 colher de sopa)

| *Quantidade* | *Alimento* |
|---|---|
| 17,5 g | berinjela, cozida (sem sal e sem óleo) |
| 2 g | tomate, salada |
| 1 g | óleo, de soja |
| 0,2 g | sal |

- **Bife à milanesa**

Para 100 g (1 unidade grande)

| *Quantidade* | *Alimento* |
|---|---|
| 110 g | carne, bovina, coxão mole, sem gordura, cozido (sem óleo) |
| 10 g | farinha, de rosca |
| 6,4 g | óleo, de soja |
| 12 g | ovo, de galinha, inteiro, cru |
| 1 g | sal |

- **Bife à parmegiana**

Para 100 g (1 unidade pequena)

| *Quantidade* | *Alimento* |
|---|---|
| 75 g | carne, bovina, coxão mole, sem gordura, cozido (sem óleo) |
| 10 g | farinha, de rosca |
| 8 g | óleo, de soja |
| 1 g | sal |
| 12 g | ovo, de galinha, inteiro, cru |
| 10 g | tomate, salada |
| 5 g | cebola, crua |
| 10 g | queijo, muçarela, leite integral |
| 10 g | presunto magro cozido (5% gordura) |

- **Bife de panela**

Para 100 g (1 unidade média)

| *Quantidade* | *Alimento* |
|---|---|
| 100 g | carne, bovina, coxão mole, sem gordura, cozido (sem óleo) |
| 4 g | óleo, de soja |
| 1 g | sal |
| 5 g | tomate, molho industrializado |

- **Bife frito/grelhado**

Para 100 g (1 unidade média)

| *Quantidade* | *Alimento* |
|---|---|
| 100 g | carne, bovina, coxão mole, sem gordura, cozido (sem óleo) |
| 4 g | óleo, de soja |
| 1 g | sal |

## Bisteca suína frita

Para 100 g (1 fatia média)

| *Quantidade* | *Alimento* |
|---|---|
| 100 g | porco, bisteca, grelhada (sem óleo) |
| 1 g | sal |
| 4 g | óleo, de soja |

## Bolinho de arroz

Para 100 g

| *Quantidade* | *Alimento* |
|---|---|
| 81,4 g | arroz, tipo 1, cozido |
| 11,4 g | queijo, parmesão |
| 42,9 g | leite, vaca, fluido, 3,25% de gordura |
| 5,7 g | fermento, em pó para assar |
| 11,4 g | milho, amido, cru |
| 11,4 g | farinha, de trigo |
| 71,4 g | ovo, de galinha, inteiro, cru |

Para 7 g (1 unidade)

| *Quantidade* | *Alimento* |
|---|---|
| 5,7 g | arroz, tipo 1, cozido |
| 0,8 g | queijo, parmesão |
| 3 g | leite, vaca, fluido, 3,25% de gordura |
| 0,4 g | fermento, em pó para assar |
| 0,8 g | milho, amido, cru |
| 0,8 g | farinha, de trigo |
| 5 g | ovo, de galinha, inteiro, cru |

- **Bolinho de bacalhau**

Para 100 g

| *Quantidade* | *Alimento* |
|---|---|
| 67 g | batata, inglesa, cozida |
| 42 g | bacalhau, fresco, assado, sem óleo |
| 5 g | tomate, salada |
| 10 g | ovo, de galinha, inteiro, cru |
| 13 g | farinha, de trigo |
| 12 g | óleo, de soja |
| 1 g | sal |

Para 15 g (1 unidade média)

| *Quantidade* | *Alimento* |
|---|---|
| 10 g | batata, inglesa, cozida |
| 6,3 g | bacalhau, fresco, assado, sem óleo |
| 0,8 g | tomate, salada |
| 0,2 g | ovo, de galinha, inteiro, cru |
| 2 g | farinha, de trigo |
| 1,8 g | óleo, de soja |
| 0,2 g | sal |

- **Bolinho de queijo**

Para 100 g

| *Quantidade* | *Alimento* |
|---|---|
| 50 g | queijo, minas/frescal |
| 5 g | queijo, parmesão |
| 4,5 g | ovo, de galinha, inteiro, cru |
| 6 g | milho, amido, cru |
| 6 g | farinha, de trigo |
| 4 g | óleo, de soja |

Para 10 g (1 unidade, tipo festa)

| *Quantidade* | *Alimento* |
|---|---|
| 5 g | queijo, minas/frescal |
| 0,5 g | queijo, parmesão |
| 0,4 g | ovo, de galinha, inteiro, cru |
| 0,6 g | milho, amido, cru |
| 0,6 g | farinha, de trigo |
| 0,4 g | óleo, de soja |

- **Bolo de aniversário**

Para 100 g (1 fatia)

| *Quantidade* | *Alimento* |
|---|---|
| 16,7 g | farinha, de trigo |
| 22 g | açúcar, refinado |
| 0,5 g | fermento, em pó para assar |
| 25 g | ovo, de galinha, inteiro, cru |
| 30,3 g | leite, vaca, fluido, 3,25% de gordura |
| 2,2 g | milho, amido, cru |
| 7 g | ovo, de galinha, gema, crua |
| 16,3 g | creme de leite fluido, 25% de gordura |

- **Bolo de banana**

Para 100 g

| *Quantidade* | *Alimento* |
|---|---|
| 15 g | ovo, de galinha, inteiro, cru |
| 20 g | açúcar, refinado |
| 8 g | manteiga, sem sal |
| 24 g | farinha, de trigo |
| 34 g | banana, nanica, crua |

| | |
|---|---|
| 30 g | leite, vaca, fluido, 3,25% de gordura |
| 0,7 g | fermento, em pó para assar |

Para 70 g (1 fatia média)

| *Quantidade* | *Alimento* |
|---|---|
| 10,5 g | ovo, de galinha, inteiro, cru |
| 14 g | açúcar, refinado |
| 5,6 g | manteiga, sem sal |
| 16,8 g | farinha, de trigo |
| 23,8 g | banana, nanica, crua |
| 21 g | leite, vaca, fluido, 3,25% de gordura |
| 0,5 g | fermento, em pó para assar |

- **Bolo de chocolate com calda e recheio de chocolate**

Para 100 g (1 fatia média)

| *Quantidade* | *Alimento* |
|---|---|
| 20 g | manteiga, sem sal |
| 20 g | açúcar, refinado |
| 19 g | farinha, de trigo |
| 19 g | achocolatado, pó |
| 24 g | leite, condensado |
| 14 g | ovo, de galinha, inteiro, cru |

- **Bolo simples**

Para 100 g

| *Quantidade* | *Alimento* |
|---|---|
| 27 g | ovo, de galinha, inteiro, cru |
| 30 g | açúcar, refinado |
| 32 g | farinha, de trigo |
| 22 g | leite, vaca, fluido, 3,25% de gordura |
| 20 g | manteiga, sem sal |

Para 60 g (1 fatia média)

| *Quantidade* | *Alimento* |
|---|---|
| 16,2 g | ovo, de galinha, inteiro, cru |
| 18 g | açúcar, refinado |
| 19,2 g | farinha, de trigo |
| 13,2 g | leite, vaca, fluido, 3,25% de gordura |
| 12 g | manteiga, sem sal |

- **Bomba de chocolate**

Para 100 g

| *Quantidade* | *Alimento* |
|---|---|
| 10,8 g | manteiga, sem sal |
| 0,04 g | sal |
| 8 g | açúcar, refinado |
| 24,8 g | farinha, de trigo |
| 33,2 g | ovo, de galinha, inteiro, cru |
| 66 g | leite, condensado |
| 12,4 g | achocolatado, pó |
| 30,4 g | leite, vaca, fluido, 3,25% de gordura |
| 24,8 g | chocolate, ao leite |

Para 25 g (1 porção)

| *Quantidade* | *Alimento* |
|---|---|
| 2,7 g | manteiga, sem sal |
| 0,01 g | sal |
| 2 g | açúcar, refinado |
| 6,2 g | farinha, de trigo |
| 8,3 g | ovo, de galinha, inteiro, cru |
| 16,5 g | leite, condensado |

| | |
|---|---|
| 3,1 g | achocolatado, pó |
| 7,6 g | leite, vaca, fluido, 3,25% de gordura |
| 6,2 g | chocolate, ao leite |

- **Brigadeiro**

Para 100 g

| *Quantidade* | *Alimento* |
|---|---|
| 110 g | leite, condensado |
| 5 g | achocolatado, pó |
| 2 g | margarina, com óleo interesterificado, com sal |

Para 15 (1 unidade média)

| *Quantidade* | *Alimento* |
|---|---|
| 16,5 g | leite, condensado |
| 0,8 g | achocolatado, pó |
| 0,3 g | margarina, com óleo interesterificado, com sal |

- **Cachorro-quente**

Para 100 g

| *Quantidade* | *Alimento* |
|---|---|
| 20 g | pão de hamburguer ou cachorro-quente |
| 14,3 g | salsicha tipo "hot dog" |
| 11,4 g | catchup |
| 4,8 g | molho de mostarda |
| 4,3 g | maionese, industrializada, tradicional, com ovos |
| 6,9 g | milho, verde, enlatado, drenado |
| 7,7 g | ervilha, enlatada, drenada |

| | |
|---|---|
| 4,4 g | leite, vaca, fluido, 3,25% de gordura |
| 24,2 g | batata, inglesa, cozida (sem sal) |
| 1,2 g | manteiga, com sal |
| 2,9 g | batata, frita, tipo chips, industrializada (com sal) |

Para 350g (1 unidade)

| *Quantidade* | *Alimento* |
|---|---|
| 70 g | pão de hamburguer ou cachorro-quente |
| 50 g | salsicha tipo "hot dog" |
| 40 g | catchup |
| 16,7 g | molho de mostarda |
| 15 g | maionese, industrializada, tradicional, com ovos |
| 24 g | milho, verde, enlatado, drenado |
| 27 g | ervilha, enlatada, drenada |
| 15,3 g | leite, vaca, fluido, 3,25% de gordura |
| 84,6 g | batata, inglesa, cozida (sem sal) |
| 4,1 g | manteiga, com sal |
| 10 g | batata, frita, tipo chips, industrializada (com sal) |

- **Café com açúcar**
  Para 100 g de café, 8 g de açúcar, refinado

- **Café com açúcar (máquina)**
  Para 100 mL

| *Quantidade* | *Alimento* |
|---|---|
| 100 g | café, infusão 10% |
| 8 g | açúcar, refinado |

Para 50 mL (1 medida)

| *Quantidade* | *Alimento* |
|---|---|
| 50g | café, infusão 10% |
| 4g | açúcar, refinado |

- **Café com leite (máquina)**

Para 100 mL

| *Quantidade* | *Alimento* |
|---|---|
| 77,8 g | leite, vaca, fluido, 3,25% de gordura |
| 22,2 g | café infusão, 10% |
| 5,6 g | açúcar, refinado |

Para 90 mL (1 medida)

| *Quantidade* | *Alimento* |
|---|---|
| 70 g | leite, vaca, fluido, 3,25% de gordura |
| 20 g | café infusão, 10% |
| 5 g | açúcar, refinado |

- **Caipirinha**

Para 100 mL (1 dose)

| *Quantidade* | *Alimento* |
|---|---|
| 45 g | limão, galego, suco (não diluído) |
| 80 g | cana, aguardente |
| 48 g | açúcar, refinado |

- **Canelone de presunto e queijo**

Para 100g

| *Quantidade* | *Alimento* |
|---|---|
| 83,5 g | macarrão, tipo espaguete, cozido |

| | |
|---|---|
| 11 g | presunto cozido (5% de gordura) |
| 11 g | queijo muçarela |
| 5 g | cebola, crua |
| 1 g | sal |

Para 30 g (1 unidade)

| *Quantidade* | *Alimento* |
|---|---|
| 25 g | macarrão, tipo espaguete, cozido |
| 3,3 g | presunto cozido (5% de gordura) |
| 3,3 g | queijo muçarela |
| 1,5 g | cebola, crua |
| 0,3 g | sal |

- **Canja**

Para 100 g

| *Quantidade* | *Alimento* |
|---|---|
| 14 g | frango, peito, sem pele, grelhado |
| 14 g | cenoura, crua |
| 2,8 g | aipo, cru |
| 6,8 g | arroz, tipo 1, cozido |

Para 50 g (1 concha pequena)

| *Quantidade* | *Alimento* |
|---|---|
| 7 g | frango, peito, sem pele, grelhado |
| 7 g | cenoura, crua |
| 1,4 g | aipo, cru |
| 3,4 g | arroz, tipo 1, cozido |

- **Capeletti ao sugo com manjericão**

Para 100 g

| *Quantidade* | *Alimento* |
|---|---|
| 40 g | macarrão, tipo espaguete, cozido |
| 1,5 g | alho, cru |
| 15 g | cebola, crua |
| 7,5 g | azeite, de oliva, extravirgem |
| 170 g | tomate, molho industrializado |
| 1,3 g | manjericão, cru |
| 25 g | queijo, parmesão |
| 37,5 g | queijo, muçarela, leite integral |

Obs: no molho à bolonhesa acrescentar 15 g de carne, bovina, coxão mole, sem gordura, cozido (sem óleo) para cada 58 g de molho.

- **Capuccino**

Para 100 mL

| *Quantidade* | *Alimento* |
|---|---|
| 77,8 g | leite, vaca, fluido, 3,25% de gordura |
| 10 g | achocolatado, pó |
| 22,2 g | café, infusão 10% |

Para 90 mL (1 unidade)

| *Quantidade* | *Alimento* |
|---|---|
| 70 g | leite, vaca, fluido, 3,25% de gordura |
| 9 g | achocolatado, pó |
| 20 g | café, infusão 10% |

- **Caramelizar**

1 unidade de castanha = 2 g de açúcar, refinado

- **Carne cozida/ensopado**

Para 100 g (3 colheres de sopa cheia)

| *Quantidade* | *Alimento* |
|---|---|
| 100 g | carne, bovina, coxão mole, sem gordura, cozido (sem óleo) |
| 4 g | óleo, de soja |
| 1 g | sal |

- **Carne moída pronta**

Para 100 g

| *Quantidade* | *Alimento* |
|---|---|
| 100 g | carne, bovina, coxão mole, sem gordura, cozido (sem óleo) |
| 5 g | cebola, crua |
| 20 g | tomate, salada |
| 4 g | óleo, de soja |
| 1 g | sal |

Para 15 g (1 colher de sopa)

| *Quantidade* | *Alimento* |
|---|---|
| 15 g | carne, bovina, coxão mole, sem gordura, cozido (sem óleo) |
| 0,8 g | cebola, crua |
| 3 g | tomate, salada |
| 0,6 g | óleo, de soja |
| 0,2 g | sal |

- **Carnes**

  Para carnes gordas, utilizar carne, bovina, contrafilé, com gordura, grelhado.

  Para carnes magras, utilizar carne, bovina, coxão mole, sem gordura, cozido (sem óleo).

- **Coxinha**

  Para 100 g

| *Quantidade* | *Alimento* |
|---|---|
| 24,8 g | frango, peito, sem pele, grelhado |
| 10 g | óleo, de soja |
| 1,6 g | sal |
| 35,2 g | farinha, de trigo |
| 15,2 g | margarina, com óleo interesterificado, sem sal |
| 5,2 g | ovo, de galinha, inteiro, cru |
| 10 g | farinha, de rosca |
| 70 g | leite, vaca, fluido, 3,25% de gordura |

Para 25 g (1 unidade pequena, tipo festa)

| *Quantidade* | *Alimento* |
|---|---|
| 6,2 g | frango, peito, sem pele, grelhado |
| 2,5 g | óleo, de soja |
| 0,4 g | sal |
| 8,8 g | farinha, de trigo |
| 3,8 g | margarina, com óleo interesterificado, sem sal |
| 1,3 g | ovo, de galinha, inteiro, cru |
| 2,5 g | farinha, de rosca |
| 17,5 g | leite, vaca, fluido, 3,25% de gordura |

### Creme de espinafre

Para 100 g

| *Quantidade* | *Alimento* |
|---|---|
| 50 g | espinafre, refogado (sem sal) |
| 6 g | farinha, de trigo |
| 7 g | leite, vaca, fluido, 3,25% de gordura |
| 1 g | sal |
| 5 g | cebola, crua |
| 5 g | margarina, com óleo interesterificado, com sal |

### Creme de milho

Para 100 g

| *Quantidade* | *Alimento* |
|---|---|
| 25 g | cebola, crua |
| 2,5 g | manteiga, com sal |
| 50 g | leite, vaca, fluido, 3,25% de gordura |
| 4 g | farinha, de trigo |
| 33 g | milho, verde, enlatado, drenado |

Para 33 g (1 colher de sopa cheia)

| *Quantidade* | *Alimento* |
|---|---|
| 8,3 g | cebola crua, taco |
| 0,8 g | manteiga, com sal |
| 16,5 g | leite, vaca, fluido, 3,25% de gordura |
| 1,3 g | farinha, de trigo |
| 10,9 g | milho, verde, enlatado, drenado |

## Croissant

Para 100 g

Massa:

| *Quantidade* | *Alimento* |
|---|---|
| 62,5 g | farinha, de trigo |
| 12 g | manteiga, com sal |
| 7,8 g | leite, vaca, fluido, 3,25% de gordura |
| 2,5 g | açúcar, refinado |
| 0,5 g | sal |
| 1,5 g | fermento |
| 4 g | ovo, de galinha, inteiro, cru |
| 1 g | ovo, de galinha, gema, crua |

Recheios:

Recheio de frango = 37,5 g de peito de frango cozido

Recheio de presunto e queijo = 37,5 g presunto magro cozido (5% gordura) e 50 g queijo, muçarela, leite integral

Recheio de queijo branco com peito de peru = 37,5 g de peito de peru defumado e 50 g de queijo minas/frescal

Para 40 g (1 unidade média)

Massa:

| *Quantidade* | *Alimento* |
|---|---|
| 25 g | farinha, de trigo |
| 4,8 g | manteiga, com sal |
| 3,1 g | leite, vaca, fluido, 3,25% de gordura |
| 1 g | açúcar, refinado |
| 0,2 g | sal |

| | |
|---|---|
| 0,6 g | fermento |
| 1,6 g | ovo, de galinha, inteiro, cru |
| 0,4 g | ovo, de galinha, gema, crua |

Recheio:

Recheio de frango = 15 g (1colher de sopa de peito de frango cozido)

Recheio de presunto e queijo = 15 g presunto magro cozido (5% gordura) e 20 g queijo, muçarela, leite integral

Recheio de queijo branco com peito de peru = 15 g de peito de peru defumado e 20 g de queijo minas/frescal

- **Croquete de carne**

Para 100 g

| *Quantidade* | *Alimento* |
|---|---|
| 36 g | farinha, de trigo |
| 36 g | leite, vaca, fluido, 3,25% de gordura |
| 6 g | margarina, com óleo interesterificado, com sal |
| 30 g | carne moída pronta |
| 3 g | óleo, de soja |
| 12 g | farinha, de rosca |
| 5 g | ovo, de galinha, inteiro, cru |
| 1 g | sal |

Para 10 g (1 unidade pequena)

| *Quantidade* | *Alimento* |
|---|---|
| 3,6 g | farinha, de trigo |
| 3,6 g | leite, vaca, fluido, 3,25% de gordura |

| | |
|---|---|
| 0,6 g | margarina, com óleo interesterificado, com sal |
| 3 g | carne moída pronta |
| 0,3 g | óleo, de soja |
| 1,2 g | farinha, de rosca |
| 0,5 g | ovo, de galinha, inteiro, cru |
| 0,1 g | sal |

- **Curau**

Para 100 g

| *Quantidade* | *Alimento* |
|---|---|
| 66,2 g | milho, verde, cozido (sem sal) |
| 7,9 g | açúcar, refinado |
| 0,02 g | sal |
| 83,3 g | leite, vaca, fluido, 3,25% de gordura |
| 0,8 g | canela em pó |

Para 120 g (1 pote de sobremesa)

| *Quantidade* | *Alimento* |
|---|---|
| 79,5 g | milho, verde, cozido (sem sal) |
| 9,5 g | açúcar, refinado |
| 0,02 g | sal |
| 100 g | leite, vaca, fluido, 3,25% de gordura |
| 1 g | canela em pó |

- **Danette®**

Para 100 g

| *Quantidade* | *Alimento* |
|---|---|
| 16,6 g | sobremesas, pudim, baunilha, mistura seca |

| | |
|---|---|
| 100 g | leite, vaca, fluido, 3,25% de gordura |

Para 110 g (1 unidade)

| *Quantidade* | *Alimento* |
|---|---|
| 18,3 g | sobremesas, pudim, baunilha, mistura seca |
| 110 g | leite, vaca, fluido, 3,25% de gordura |

## Empadinha de palmito

Para 100 g

| *Quantidade* | *Alimento* |
|---|---|
| 41,7 g | farinha, de trigo |
| 21,7 g | margarina, com óleo interesterificado, com sal |
| Recheio: | |
| 25 g | palmito, em conserva |
| 4,7 g | margarina, com óleo interesterificado, com sal |
| 11,7 g | cebola, crua |
| 1 g | alho, cru |
| 25 g | creme de leite, fluido, 25% de gordura |

Para 30 g (1 unidade média)

| *Quantidade* | *Alimento* |
|---|---|
| 12,5 g | farinha, de trigo |
| 6,5 g | margarina, com óleo interesterificado, com sal |
| Recheio: | |
| 7,5 g | palmito, em conserva |

| | |
|---|---|
| 1,4 g | margarina, com óleo interesterificado, com sal |
| 3,5 g | cebola, crua |
| 0,3 g | alho, cru |
| 7,5 g | creme de leite, fluido, 25% de gordura |

- **Enroladinho de salsicha ou presunto o queijo ou queijo branco com peito de peru**

Para 100 g

| *Quantidade* | *Alimento* |
|---|---|
| 1,8 g | fermento, biológico, levedura, tablete |
| 30,7g | leite de vaca integral - USDA atualizado |
| 3 g | açúcar, refinado |
| 1,1 g | óleo, de soja |
| 20 g | farinha, de trigo |
| | Recheio de salsicha: |
| 74,1 g | salsicha "tipo hot dog" |

Recheio de presunto e queijo:

| | |
|---|---|
| 13 g | queijo, muçarela, leite integral |
| 18,5 g | presunto magro cozido (5% gordura) |

Recheio de queijo branco com peito de peru:

| | |
|---|---|
| 13 g | queijo, minas/frescal |
| 18,5 g | peito de peru defumado |

Para 27 g (1 unidade média, tipo festa)

| *Quantidade* | *Alimento* |
|---|---|
| 0,5 g | fermento, biológico, levedura, tablete |

| | |
|---|---|
| 8,3 g | leite de vaca integral - USDA atualizado |
| 0,8 g | açúcar, refinado |
| 0,3 g | óleo, de soja |
| 5,4 g | farinha, de trigo |

Recheio de salsicha:

| | |
|---|---|
| 20 g | salsicha "tipo hot dog" |

Recheio de presunto e queijo:

| | |
|---|---|
| 3,5 g | queijo, muçarela, leite integral |
| 5 g | presunto magro cozido (5% gordura) |

Recheio de queijo branco com peito de peru:

| | |
|---|---|
| 3,5 g | queijo, minas/frescal |
| 5 g | peito de peru defumado |

- **Esfiha aberta**

Para 100 g

| *Quantidade* | *Alimento* |
|---|---|
| 31,2 g | farinha, de trigo |
| 3,1 g | fermento, biológico, levedura, tablete |
| 3,8 g | óleo, de soja |
| 1,1 g | açúcar, refinado |
| 0,5 g | sal |
| 3,1 g | ovo, de galinha, clara, cozida |
| 4,6 g | milho, fubá, cru |

Recheio de carne:

| | |
|---|---|
| 23,4 g | carne, bovina, coxão mole, sem gordura, cozido (sem óleo) |

| | |
|---|---|
| 8 g | cebola, crua |
| 8,4 g | tomate, salada |
| 0,08 g | pimenta do reino |
| 1,1 g | limão, galego, suco (não diluído) |

Recheio de frango:

| | |
|---|---|
| 15,6 g | frango, inteiro, sem pele, cozido (refogado e desfiado) |
| 5,6 g | tomate, salada |
| 2,6 g | cebola, crua |
| 0,1 g | orégano moído |
| 9,4 g | queijo, requeijão, cremoso |

Para 80 g (1 unidade)

| *Quantidade* | *Alimento* |
|---|---|
| 25 g | farinha, de trigo |
| 2,5 g | fermento, biológico, levedura, tablete |
| 3 g | óleo, de soja |
| 0,9 g | açúcar, refinado |
| 0,4 g | sal |
| 2,5 g | ovo, de galinha, clara, cozida |
| 3,7 g | milho, fubá, cru |

Recheio de carne:

| | |
|---|---|
| 18,7 g | carne, bovina, coxão mole, sem gordura, cozido (sem óleo) |
| 6,4 g | cebola, crua |
| 6,7 g | tomate, salada |
| 0,06 g | pimenta do reino |
| 0,9 g | limão, galego, suco (não diluído) |

Recheio de frango:

| | |
|---|---|
| 12,5 g | frango, inteiro, sem pele, cozido (refogado e desfiado) |
| 4,5 g | tomate, salada |
| 2,1 g | cebola, crua |
| 0,1 g | orégano moído |
| 7,5 g | queijo, requeijão, cremoso |

- **Esfiha de carne ou calabresa (fechada)**

Para 100 g

| *Quantidade* | *Alimento* |
|---|---|
| 1,7 g | fermento, biológico, levedura, tablete |
| 27,7 g | leite, vaca, fluido, 3,25% de gordura |
| 2,7 g | açúcar, refinado |
| 1 g | óleo, de soja |
| 18 g | farinha, de trigo |

Recheio de carne:

| | |
|---|---|
| 27,7 g | carne moída |
| 11 g | tomate, salada |
| 2 g | cebola, crua |
| 9,3 g | limão, galego, suco (não diluído) |

Recheio de calabresa:

| | |
|---|---|
| 27,7 g | linguiça, porco, grelhada |
| 7,7 g | cebola, crua |

Recheio de queijo:

| | |
|---|---|
| 21,7 g | queijo, minas/frescal |

| | |
|---|---|
| 1,3 g | sal |
| 1g | salsinha crua |

Recheio de frango:

| | |
|---|---|
| 11,3 g | cebola, crua |
| 1,3 g | alho, cru |
| 2 g | azeite, de oliva, extravirgem |
| 33,3 g | tomate, salada |
| 50 g | frango, peito, sem pele, grelhado |
| 4 g | farinha, de trigo |
| 24,3 g | leite, vaca, fluido, 3,25% de gordura |

Para 30 g (1 unidade, tipo festa)

| *Quantidade* | *Alimento* |
|---|---|
| 0,5 g | fermento, biológico, levedura, tablete |
| 8,3 g | leite, vaca, fluido, 3,25% de gordura |
| 0,8 g | açúcar, refinado |
| 0,3 g | óleo, de soja |
| 5,4 g | farinha, de trigo |

Recheio de carne:

| | |
|---|---|
| 8,3 g | carne moída |
| 3,3 g | tomate, salada |
| 0,6 g | cebola, crua |
| 2,8 g | limão, galego, suco (não diluído) |

Recheio de calabresa:

| | |
|---|---|
| 8,3 g | linguiça, porco, grelhada |
| 2,3 g | cebola, crua |

Recheio de queijo:

| | |
|---|---|
| 6,5 g | queijo, minas/frescal |
| 0,4 g | sal |
| 0,3 g | salsinha crua |

Recheio de frango:

| | |
|---|---|
| 3,4 g | cebola, crua |
| 0,4 g | alho, cru |
| 0,6 g | azeite, de oliva, extravirgem |
| 10 g | tomate, salada |
| 15 g | frango, peito, sem pele, grelhado |
| 1,2 g | farinha, de trigo |
| 7,3 g | leite, vaca, fluido, 3,25% de gordura |

- **Espetinho de churrasco**
  Utilizar carne, bovina, coxão mole, sem gordura, cozido (sem óleo)

- **Espetinho de frango (churrasco)**
  Para 100 g

| *Quantidade* | *Alimento* |
|---|---|
| 100 g | frango, peito, sem pele, grelhado |
| 1 g | sal |

Para 140 g (1 unidade)

| *Quantidade* | *Alimento* |
|---|---|
| 140 g | frango, peito, sem pele, grelhado |
| 1,4 g | sal |

- **Espeto de kafta**

Para 100 g (1 unidade)

| *Quantidade* | *Alimento* |
|---|---|
| 100 g | carne, bovina, coxão mole, sem gordura, cozido (sem óleo) |
| 4,2 g | cebola, crua |
| 0,3 g | salsinha crua |
| 1 g | pimenta do reino |
| 0,3 g | alho, cru |
| 2 g | limão, galego, suco (não diluído) |
| 0,4 g | sal |

- **Estrogonofe de carne**

Para 100 g (4 colheres de sopa)

| *Quantidade* | *Alimento* |
|---|---|
| 70 g | carne, bovina, coxão mole, sem gordura, cozido (sem óleo) |
| 1,5 g | margarina, com óleo interesterificado, com sal |
| 1 g | sal |
| 5 g | cebola, crua |
| 10 g | cogumelo tipo Paris enlatado |
| 18 g | creme de leite, fluido, 25% de gordura |
| 12 g | catchup |

- **Estrogonofe de frango**

Para 100 g (4 colheres de sopa)

| *Quantidade* | *Alimento* |
|---|---|
| 75 g | frango, peito, sem pele, grelhado |

| | |
|---|---|
| 6 g | margarina, com óleo interesterificado, com sal |
| 1 g | sal |
| 5 g | cebola, crua |
| 10 g | cogumelo tipo Paris enlatado |
| 18 g | creme de leite, fluido, 25% de gordura |
| 20 g | catchup |

- **Farofa com linguiça**

Para 100 g

| *Quantidade* | *Alimento* |
|---|---|
| 25 g | linguiça, porco, grelhada |
| 50 g | farinha, de mandioca, crua |
| 8 g | azeitona, verde, conserva |
| 3 g | porco, bacon, grelhado ou assado |
| 1,6 g | óleo, de soja |
| 8 g | margarina, com óleo interesterificado, com sal |

Para 15 g (1 colher de sopa)

| *Quantidade* | *Alimento* |
|---|---|
| 3,8g | linguiça, porco, grelhada |
| 7,5g | farinha, de mandioca, crua |
| 1,2g | azeitona, verde, conserva |
| 0,4g | porco, bacon, grelhado ou assado |
| 0,2g | óleo, de soja |
| 1,2g | margarina, com óleo interesterificado, com sal |

- **Feijão**

Para 100g

| *Quantidade* | *Alimento* |
|---|---|
| 99 g | feijão, cozido |
| 0,2 g | alho, cru |
| 4 g | cebola, crua |
| 0,9 g | óleo, de soja |
| 0,5 g | sal |

Para 65 g (1 concha pequena)

| *Quantidade* | *Alimento* |
|---|---|
| 64,5 g | feijão, cozido |
| 0,1 g | alho, cru |
| 2,6 g | cebola, crua |
| 0,6 g | óleo, de soja |
| 0,3 g | sal |

- **Feijoada completa**

Para 100 g

| *Quantidade* | *Alimento* |
|---|---|
| 24,9 g | feijão, preto, cozido |
| 1,2 g | porco, costela, crua |
| 15,8 g | carne bovina, seca, cozida |
| 13,4 g | linguiça, porco, grelhada |
| 0,8 g | porco, bacon, grelhado ou assado |
| 0,3 g | alho, cru |
| 3,1 g | cebola, crua |
| 1 g | salsinha crua |

Para 225 g (1 concha média cheia)

| *Quantidade* | *Alimento* |
|---|---|
| 56 g | feijão, preto, cozido |
| 2,7 g | porco, costela, crua |
| 35,6 g | carne bovina, seca, cozida |
| 30,1 g | linguiça, porco, grelhada |
| 1,7 g | porco, bacon, grelhado ou assado |
| 0,6 g | alho, cru |
| 7 g | cebola, crua |
| 2,2 g | salsinha crua |

- **Filé de frango**

  Utilizar frango, peito, sem pele, grelhado

- **Flan**

  Para 100 g

| *Quantidade* | *Alimento* |
|---|---|
| 16,7 g | sobremesas, pudim, baunilha, mistura seca |
| 100 g | leite, vaca, fluido, 3,25% de gordura |

Para 120 g (1 pote de sobremesa)

| *Quantidade* | *Alimento* |
|---|---|
| 20 g | sobremesas, pudim, baunilha, mistura seca |
| 120 g | leite, vaca, fluido, 3,25% de gordura |

- **Frango ao molho branco**

Para 100 g (5 colheres de sopa)

| *Quantidade* | *Alimento* |
|---|---|
| 100 g | frango, peito, sem pele, grelhado |
| 5 g | ovo, de galinha, inteiro, cru |
| 2 g | caldo de galinha, tablete |
| 0,4 g | farinha, de trigo |
| 20 g | leite, vaca, fluido, 3,25% de gordura |
| 80 g | creme de leite, fluido, 25% de gordura |
| 10 g | queijo, parmesão |

- **Frango assado**

Sem óleo

Acrescentar 1% sal

- **Frango cozido/ensopado/grelhado**

Para 100 g (5 colheres de sopa)

| *Quantidade* | *Alimento* |
|---|---|
| 100 g | frango, peito, sem pele, cru |
| 0,8 g | óleo, de soja |
| 1 g | sal |

- **Frango empanado/milanesa**

Para 100 g (1 filé pequeno)

| *Quantidade* | *Alimento* |
|---|---|
| 100 g | frango, peito, sem pele, cru |
| 20 g | farinha, de rosca |
| 8 g | óleo, de soja |
| 1 g | sal |
| 10 g | ovo, de galinha, inteiro, cru |

- **Frango frito**

Para 100 g (1 filé médio)

| *Quantidade* | *Alimento* |
|---|---|
| 100 g | frango, peito, sem pele, cru |
| 2,4 g | óleo, de soja |
| 1 g | sal |

- **Frapuccino**

Para 100 mL

| *Quantidade* | *Alimento* |
|---|---|
| 16,7 g | café, infusão 10% |
| 80 g | sorvete de creme |
| 3,3 g | leite, condensado |

Para 300 mL (1 copo)

| *Quantidade* | *Alimento* |
|---|---|
| 50 g | café, infusão 10% |
| 240 g | sorvete de creme |
| 10 g | leite, condensado |

- **Gyoza (pastel de carne de porco frito)**

Para 100 g

| *Quantidade* | *Alimento* |
|---|---|
| 37,5 g | repolho cozido (sem sal) |
| 37,5 g | farinha, de trigo |
| 25 g | porco, pernil, assado |
| 12,5 g | cebolinha verde crua |
| 5 g | shoyu |
| 0,5 g | alho, cru |

| | |
|---|---|
| 1,2 g | gergelim, semente |
| 1,2 g | gengibre, cru |
| 2,8 g | óleo, de soja |
| 2,5 g | vinagre, cidra |
| 0,2 g | sal |

Para 40 g (1 unidade)

| *Quantidade* | *Alimento* |
|---|---|
| 15 g | repolho cozido (sem sal) |
| 15 g | farinha, de trigo |
| 10 g | porco, pernil, assado |
| 5 g | cebolinha verde crua |
| 2 g | shoyu |
| 0,2 g | alho, cru |
| 0,5 g | gergelim, semente |
| 0,5 g | gengibre, cru |
| 1,1 g | óleo, de soja |
| 1 g | vinagre, cidra |
| 0,1 g | sal |

- **Hamburguer**

Utilizar hamburguer, bovino, grelhado

Para 100 g de carne, acrescentar:

| *Quantidade* | *Alimento* |
|---|---|
| 0,9 g | óleo, de soja |

Para 56 g (1 unidade) de carne, acrescentar:

| *Quantidade* | *Alimento* |
|---|---|
| 0,5 g | óleo, de soja |

- **Hondashi**

  Considerar glutamato monosódico

- **Iogurte**

  Utilizar iogurte, sabor morango

- **Kani Kama**

  Utilizar caranguejo, cozido

- **Lasanha à bolonhesa**

  Para 100 g

| *Quantidade* | *Alimento* |
|---|---|
| 20 g | lasanha, massa fresca, cozida |
| 15 g | queijo, muçarela, leite integral |
| 40 g | carne, bovina, coxão mole, sem gordura, cozida (sem óleo) |
| 3,8 g | óleo, de soja |
| 1,3 g | sal |

Para 190 g (1 pedaço médio)

| *Quantidade* | *Alimento* |
|---|---|
| 38 g | lasanha, massa fresca, cozida |
| 28,5 g | queijo, muçarela, leite integral |
| 76 g | carne, bovina, coxão mole, sem gordura, cozida (sem óleo) |
| 7,2 g | óleo, de soja |
| 2,5 g | sal |

- **Lasanha de 4 queijos**

Para 100 g

| *Quantidade* | *Alimento* |
|---|---|
| 2,6 g | lasanha, massa fresca, cozida |
| 1,3 g | queijo, muçarela, leite integral em fatias |
| 5 g | manteiga, sem sal |
| 13,1 g | farinha, de trigo |
| 28,7 g | leite, vaca, fluido, 3,25% de gordura |
| 2,6 g | queijo, gorgonzola |
| 5,3 g | queijo, provolone |
| 2,6 g | queijo, parmesão |
| 9,6 g | creme de leite, fluido, 25% de gordura |

Para 190 g (1 pedaço médio)

| *Quantidade* | *Alimento* |
|---|---|
| 5 g | lasanha, massa fresca, cozida |
| 2,5 g | queijo, muçarela, leite integral em fatias |
| 9,6 g | manteiga, sem sal |
| 25 g | farinha, de trigo |
| 54,6 g | leite, vaca, fluido, 3,25% de gordura |
| 5 g | queijo, gorgonzola |
| 10 g | queijo, provolone |
| 5 g | queijo, parmesão |
| 18,2 g | creme de leite, fluido, 25% de gordura |

- **Lasanha de carne moída com molho branco**

Para 100 g

| *Quantidade* | *Alimento* |
|---|---|
| 20 g | lasanha, massa fresca, cozida |

| | |
|---|---|
| 15 g | queijo, muçarela, leite integral |
| 40 g | carne, bovina, coxão mole, sem gordura, cozida (sem óleo) |
| 2 g | cebola, crua |
| 8 g | tomate, salada |
| 2 g | óleo, de soja |
| 0,7g | Sal |

Molho:

| | |
|---|---|
| 3 g | farinha, de trigo |
| 3 g | margarina, com óleo interesterificado, com sal |
| 45,7g | leite, vaca, fluido, 3,25% de gordura |

Para 190 g (1 pedaço médio)

| *Quantidade* | *Alimento* |
|---|---|
| 38 g | lasanha, massa fresca, cozida |
| 28,5 g | queijo, muçarela, leite integral |
| 76 g | carne, bovina, coxão mole, sem gordura, cozida (sem óleo) |
| 3,8 g | cebola, crua |
| 15,2 g | tomate, salada |
| 3,8 g | óleo, de soja |
| 1,34 g | sal |

Molho:

| | |
|---|---|
| 5,8 g | farinha, de trigo |
| 5,8 g | margarina, com óleo interesterificado, com sal |
| 87 g | leite, vaca, fluido, 3,25% de gordura |

- **Leite com achocolatado (máquina)**

Para 100 mL

| *Quantidade* | *Alimento* |
|---|---|
| 100 g | leite, vaca, fluido, 3,25% de gordura |
| | 10 g achocolatado, pó |

Para 90 mL (1 copo)

| *Quantidade* | *Alimento* |
|---|---|
| 90 g | leite, vaca, fluido, 3,25% de gordura |
| 9 g | achocolatado, pó |

- **Leite com achocolatado (preparado em casa)**

Utilizar 10% de achocolatado, pó

- **Leite com café (máquina)**

Para 100 mL

| *Quantidade* | *Alimento* |
|---|---|
| 80 g | leite, vaca, fluido, 3,25% de gordura |
| 20 g | café, infusão 10% |
| 5,5 g | açúcar, refinado |

Para 90 mL (1 medida)

| *Quantidade* | *Alimento* |
|---|---|
| 70 g | leite, vaca, fluido, 3,25% de gordura |
| 20 g | café, infusão 10% |
| 5 g | açúcar, refinado |

- **Linguiça frita**

Para 100 g

| *Quantidade* | *Alimento* |
|---|---|
| 100 g | linguiça, porco, grelhada |
| 4 g | óleo, de soja |
| 1 g | sal |

Para 60 g (1 gomo)

| *Quantidade* | *Alimento* |
|---|---|
| 60 g | linguiça, porco, grelhada |
| 2,4 g | óleo, de soja |
| 0,6 g | sal |

- **Maxixe refogado**

Para cada 100 g de maxixe refogado, utilizar 129 g de maxixe, cru

- **Mingau de aveia**

Para 100 g

| *Quantidade* | *Alimento* |
|---|---|
| 5,6 g | aveia, flocos, crua |
| 2,7 g | açúcar, refinado |
| 64 g | leite, vaca, fluido, 3,25% de gordura |

Para 375 g (1 prato fundo cheio)

| *Quantidade* | *Alimento* |
|---|---|
| 21 g | aveia, flocos, crua |
| 10 g | açúcar, refinado |
| 240 g | leite, vaca, fluido, 3,25% de gordura |

- **Mingau de milho**

Para 100 g

| *Quantidade* | *Alimento* |
|---|---|
| 8,5 g | açúcar, refinado |
| 48,5 g | leite, vaca, fluido, 3,25% de gordura |
| 8,5 g | farinha, de milho |

Para 375 g (1 prato fundo cheio)

| *Quantidade* | *Alimento* |
|---|---|
| 32 g | açúcar, refinado |
| 182 g | leite, vaca, fluido, 3,25% de gordura |
| 32 g | farinha, de milho |

- **Mingau salgado de fubá**

Para 100 g

| *Quantidade* | *Alimento* |
|---|---|
| 8,5 g | milho, fubá, cru |
| 0,8 g | Sal |

Para 375 g (1 prato fundo cheio)

| *Quantidade* | *Alimento* |
|---|---|
| 32 g | milho, fubá, cru |
| 3,2 g | sal |

- **Molho bolonhesa**

Para 100 g

| *Quantidade* | *Alimento* |
|---|---|
| 75,9 g | tomate, molho industrializado |
| 24,1 g | carne, bovina, coxão mole, sem gordura, cozido (sem óleo) |

Para 58 g (uma concha)

| *Quantidade* | *Alimento* |
|---|---|
| 44 g | tomate, molho industrializado |
| 14 g | carne, bovina, coxão mole, sem gordura, cozido (sem óleo) |

- **Molho branco**

Para 100 g

| *Quantidade* | *Alimento* |
|---|---|
| 10 g | farinha, de trigo |
| 10 g | margarina, com óleo interesterificado, com sal |
| 150 g | leite, vaca, fluido, 3,25% de gordura |
| 1 g | sal |

Para 35 g (1 colher de sopa)

| *Quantidade* | *Alimento* |
|---|---|
| 3,5 g | farinha, de trigo |
| 3,5 g | margarina, com óleo interesterificado, com sal |
| 52,3 g | leite, vaca, fluido, 3,25% de gordura |
| 0,35 g | sal |

- **Molho com salsicha**

Para 100 g

| *Quantidade* | *Alimento* |
|---|---|
| 25,9 g | salsicha tipo "hot dog" |
| 50 g | tomate, molho industrializado |

Para 58g (uma concha média)

| *Quantidade* | *Alimento* |
|---|---|
| 15 g | salsicha tipo "hot dog" |
| 29 g | tomate, molho industrializado |

- **Molho curry**

Para 100 g

| *Quantidade* | *Alimento* |
|---|---|
| 33,3 g | margarina, com óleo interesterificado, com sal |
| 6,6 g | salsinha, crua |
| 4,6 g | curry (pó) |
| 7,3 g | ovo, de galinha, gema, crua |
| 320 g | creme de leite, fluido, 25% de gordura |
| 0,2 g | Sal |

Para 15 g (1 colher de sopa)

| *Quantidade* | *Alimento* |
|---|---|
| 5 g | margarina, com óleo interesterificado, com sal |
| 1 g | salsinha, crua |
| 0,7 g | curry (pó) |
| 1,1 g | ovo, de galinha, gema, crua |
| 48 g | creme de leite, fluido, 25% de gordura |
| 0,04 g | sal |

- **Molho madeira**

Para 100 g

| *Quantidade* | *Alimento* |
|---|---|

| | |
|---|---|
| 16 g | manteiga, sem sal |
| 25 g | farinha, de trigo |
| 50 g | vinho tinto |
| 0,6 g | caldo de galinha, tablete |
| 0,2 g | Sal |

Para 5 mL (1 colher de sopa)

| *Quantidade* | *Alimento* |
|---|---|
| 0,8 g | manteiga, sem sal |
| 1,25 g | farinha, de trigo |
| 2,5 g | vinho tinto |
| 0,03 g | caldo de galinha, tablete |
| 0,01 g | sal |

- **Mousse de chocolate**

Para 10 0g

| *Quantidade* | *Alimento* |
|---|---|
| 37,5 g | chocolate, meio amargo |
| 56,5 g | ovo, de galinha, inteiro, cru |
| 6 g | açúcar, refinado |

Para 25 g (1 colher de sopa)

| *Quantidade* | *Alimento* |
|---|---|
| 9,4 g | chocolate, meio amargo |
| 14,1 g | ovo, de galinha, inteiro, cru |
| 1,5 g | açúcar, refinado |

- **Mousse de maracujá**

Para 100 g (1 porção)

| *Quantidade* | *Alimento* |
|---|---|

| | |
|---|---|
| 30 g | maracujá, cru |
| 35 g | creme de leite, fluido, 25% de gordura |
| 45 g | leite, condensado |

Para 75 g (1 colher de servir)

| *Quantidade* | *Alimento* |
|---|---|
| 22,5 g | maracujá, cru |
| 26,3 g | creme de leite, fluido, 25% de gordura |
| 33,8 g | leite, condensado |

## Nhoque à bolonhesa

Para 100 g

| *Quantidade* | *Alimento* |
|---|---|
| 90 g | batata, inglesa, cozida |
| 2 g | margarina, com óleo interesterificado, com sal |
| 11 g | farinha, de trigo |
| 3 g | ovo, de galinha, gema, crua |
| 25 g | carne, bovina, coxão mole, sem gordura, cozido (sem óleo) |
| 15 g | queijo, muçarela, leite integral |

Para 30 g (1 colher de sopa cheia)

| *Quantidade* | *Alimento* |
|---|---|
| 27 g | batata, inglesa, cozida |
| 0,6 g | margarina, com óleo interesterificado, com sal |
| 3,3 g | farinha, de trigo |
| 0,9 g | ovo, de galinha, gema, crua |
| 7,5 g | carne, bovina, coxão mole, sem gordura, cozido (sem óleo) |

| | |
|---|---|
| 4,5 g | queijo, muçarela, leite integral |

- **Nuggets de frango**

Para 100g

| *Quantidade* | *Alimento* |
|---|---|
| 80 g | frango, peito, com pele, cozido (sem óleo) |
| 10 g | farinha, de rosca |
| 10 g | óleo, de soja |
| 1 g | Sal |

Para 18 g (1 unidade)

| *Quantidade* | *Alimento* |
|---|---|
| 14,4 g | frango, peito, com pele, cozido (sem óleo) |
| 1,8 g | farinha, de rosca |
| 1,8 g | óleo, de soja |
| 0,19 g | sal |

- **Ovo cozido**

Para 100 g

| *Quantidade* | *Alimento* |
|---|---|
| 100 g | ovo, de galinha, inteiro cru |
| 0,7 g | sal |

Para 50 g (1 unidade)

| *Quantidade* | *Alimento* |
|---|---|
| 50 g | ovo, de galinha, inteiro cru |
| 0,35 g | sal |

- **Ovo frito**

Para 100 g

| *Quantidade* | *Alimento* |
|---|---|
| 100 g | ovo, de galinha, inteiro cru |
| 0,7 g | sal |
| 20,8 g | óleo, de soja |

Para 50 g (1 unidade)

| *Quantidade* | *Alimento* |
|---|---|
| 50 g | ovo, de galinha, inteiro cru |
| 0,35 g | sal |
| 10,4 g | óleo, de soja |

- **Ovo mexido**

Para 100 g

| *Quantidade* | *Alimento* |
|---|---|
| 100 g | ovo, de galinha, inteiro cru |
| 0,5 g | sal |
| 4 g | margarina, com óleo interesterificado, sem sal |

Para 50 g (1 unidade)

| *Quantidade* | *Alimento* |
|---|---|
| 50 g | ovo, de galinha, inteiro cru |
| 0,25 g | sal |
| 2 g | margarina, com óleo interesterificado, sem sal |

- **Paçoca**

Para 100 g

| *Quantidade* | *Alimento* |
|---|---|
| 39 g | amendoim, pasta |
| 38 g | farinha, de mandioca |
| 23 g | açúcar, refinado |

Para 30 g (1 unidade)

| *Quantidade* | *Alimento* |
|---|---|
| 11,7 g | amendoim, pasta |
| 11,4 g | farinha, de mandioca |
| 6,9 g | açúcar, refinado |

- **Palha italiana**

Para 100 g

| *Quantidade* | *Alimento* |
|---|---|
| 29,6 g | biscoito, doce, maisena |
| 58,4 g | leite, condensado |
| 4,4 g | achocolatado, pó |
| 9,1 g | margarina, com óleo interesterificado, sem sal |

Para 45 g (1 unidade)

| *Quantidade* | *Alimento* |
|---|---|
| 13,3 g | biscoito, doce, maisena |
| 26,3 g | leite, condensado |
| 2 g | achocolatado, pó |
| 4,1 g | margarina, com óleo interesterificado, sem sal |

**Pamonha**

Para 100 g

| *Quantidade* | *Alimento* |
|---|---|
| 48,1 g | milho, verde, enlatado, drenado |
| 2,1 g | açúcar, refinado |
| 17,5 g | leite, condensado |
| 8,8 g | leite, vaca, fluido, 3,25% de gordura |

Para 160 g (1 porção)

| *Quantidade* | *Alimento* |
|---|---|
| 77 g | milho, verde, enlatado, drenado |
| 3,4 g | açúcar, refinado |
| 28 g | leite, condensado |
| 14 g | leite, vaca, fluido, 3,25% de gordura |

- **Panetone**

Para 100 g

| *Quantidade* | *Alimento* |
|---|---|
| 11,1 g | fermento, biológico, levedura, tablete |
| 43,1 g | açúcar, refinado |
| 11,6 g | mel, de abelha |
| 0,2 g | sal |
| 27,8 g | leite, vaca, fluido, 3,25% de gordura |
| 27,8 g | laranja, pêra, suco (não diluído e sem açúcar) |
| 33,3 g | ovo, de galinha, inteiro, cru |
| 3,7 g | ovo, de galinha, gema, crua |
| 11,1 g | manteiga, sem sal |
| 111,1 g | farinha, de trigo |
| 8,9 g | mamão, papaia, cru |
| 8,9 g | abacaxi, cru |

Para 45 g (1 fatia média)

| *Quantidade* | *Alimento* |
|---|---|
| 5 g | fermento, biológico, levedura, tablete |
| 19,4 g | açúcar, refinado |
| 5,2 g | mel, de abelha |
| 0,1 g | sal |
| 12,5 g | leite, vaca, fluido, 3,25% de gordura |
| 12,5 g | laranja, pêra, suco (não diluído e sem açúcar) |
| 15 g | ovo, de galinha, inteiro, cru |
| 1,66 g | ovo, de galinha, gema, crua |
| 5 g | manteiga, sem sal |
| 50 g | farinha, de trigo |
| 4 g | mamão, papaia, cru |
| 4 g | abacaxi, cru |

- **Panqueca de carne**

Para 100 g

| *Quantidade* | *Alimento* |
|---|---|
| 25 g | farinha, de trigo |
| 50 g | leite, vaca, fluido, 3,25% de gordura |
| 1,5 g | sal |
| 15 g | ovo, de galinha, inteiro, cru |
| 6 g | óleo, de soja |
| 50 g | carne, bovina, coxão mole, sem gordura, cozida (sem óleo) |
| 2,5 g | cebola, crua |
| 31,2 g | tomate, molho industrializado |

Para 80 g (1 unidade média)

| *Quantidade* | *Alimento* |
|---|---|
| 20 g | farinha, de trigo |
| 40 g | leite, vaca, fluido, 3,25% de gordura |
| 1,2 g | sal |
| 12 g | ovo, de galinha, inteiro, cru |
| 4,8 g | óleo, de soja |
| 40 g | carne, bovina, coxão mole, sem gordura, cozida (sem óleo) |
| 2 g | cebola, crua |
| 25 g | tomate, molho industrializado |

- **Pão de alho**

Para 100 g

| *Quantidade* | *Alimento* |
|---|---|
| 100 g | pão, trigo, francês |
| 2 g | alho, cru |
| 4 g | sal |
| 4 g | orégano moído |
| 3,2 g | azeite, de oliva, extravirgem |

Para 50 g (1 unidade)

| *Quantidade* | *Alimento* |
|---|---|
| 50 g | pão, trigo, francês |
| 1 g | alho, cru |
| 2 g | sal |
| 2 g | orégano moído |
| 1,6 g | azeite, de oliva, extravirgem |

- **Pastel de carne**

Para 100 g (2 unidades grandes)

| *Quantidade* | *Alimento* |
|---|---|
| 53 g | pastel, massa, crua |
| 47g | carne, bovina, coxão mole, sem gordura, cozido (sem óleo) |
| 4 g | óleo, de soja |

- **Patê de atum**

Para 100 g

| *Quantidade* | *Alimento* |
|---|---|
| 64 g | atum, conserva em óleo |
| 36 g | maionese, industrializada, tradicional, com ovos |
| 5 g | cebola, crua |

- **Patê de sardinha**

Para 100 g

| *Quantidade* | *Alimento* |
|---|---|
| 13,3 g | óleo, de soja |
| 8,7 g | sardinha, conserva em óleo |
| 0,5 g | salsinha, crua |

- **Pavê de chocolate**

Para 100 g

| *Quantidade* | *Alimento* |
|---|---|
| 23 g | leite, condensado |
| 25 g | leite, vaca, fluido, 3,25% de gordura |
| 9 g | ovo, de galinha, inteiro, cru |
| 3 g | açúcar, refinado |

| | |
|---|---|
| 3 g | achocolatado, pó |
| 17 g | creme de leite, fluido, 25% de gordura |

Para 85 g (1 pedaço médio)

| *Quantidade* | *Alimento* |
|---|---|
| 19,5 g | leite, condensado |
| 21,3 g | leite, vaca, fluido, 3,25% de gordura |
| 7,7 g | ovo, de galinha, inteiro, cru |
| 2,6 g | açúcar, refinado |
| 2,6 g | achocolatado, pó |
| 14,5 g | creme de leite, fluido, 25% de gordura |

- **Peixe à milanesa/empanado**

Para 100 g

| *Quantidade* | *Alimento* |
|---|---|
| 110 g | merluza, filé, cru |
| 1 g | sal |
| 20 g | farinha, de rosca |
| 10 g | ovo, de galinha, inteiro, cru |
| 8 g | óleo, de soja |

Para 120 g (1 filé médio)

| *Quantidade* | *Alimento* |
|---|---|
| 132 g | merluza, filé, cru |
| 1,2 g | sal |
| 24 g | farinha, de rosca |
| 12 g | ovo, de galinha, inteiro, cru |
| 9,6 g | óleo, de soja |

- **Peixe cozido**

Para 100 g

| *Quantidade* | *Alimento* |
|---|---|
| 106 g | merluza, filé, cru |
| 1 g | sal |
| 0,8 g | óleo, de soja |

Para 135 g (1 posta de peixe cozido grande)

| *Quantidade* | *Alimento* |
|---|---|
| 143,1 g | merluza, filé, cru |
| 1,35 g | sal |
| 1,1 g | óleo, de soja |

- **Peixe ensopado**

Para 100 g

| *Quantidade* | *Alimento* |
|---|---|
| 106 g | merluza, filé, cru |
| 5 g | cebola, crua |
| 4 g | óleo, de soja |
| 1 g | sal |
| 20 g | tomate, salada |
| 5 g | pimentão, verde, cru |

Para 120 g (1 filé médio)

| *Quantidade* | *Alimento* |
|---|---|
| 127,2 g | merluza, filé, cru |
| 6 g | cebola, crua |
| 4,8 g | óleo, de soja |
| 1,2 g | sal |
| 24 g | tomate, salada |
| 6 g | pimentão, verde, cru |

**Peixe frito**

Para 100 g

| *Quantidade* | *Alimento* |
|---|---|
| 11 g | merluza, filé, cru |
| 2,4 g | óleo, de soja |
| 1 g | sal |

Para 120 g (1 filé médio)

| *Quantidade* | *Alimento* |
|---|---|
| 13,2 g | merluza, filé, cru |
| 2,9 g | óleo, de soja |
| 1,2 g | sal |

- **Pirão de peixe**

Para 100 g

| *Quantidade* | *Alimento* |
|---|---|
| 18,7 g | óleo, de soja |
| 5,7 g | cebola, crua |
| 2,3 g | salsinha, crua |
| 40,2 g | farinha, de mandioca |
| 0,4 g | sal |

Para 60 g (1 colher de servir)

| *Quantidade* | *Alimento* |
|---|---|
| 11,2 g | óleo, de soja |
| 3,4 g | cebola, crua |
| 1,4 g | salsinha, crua |
| 24,1 g | farinha, de mandioca |
| 0,24 g | sal |

**Pizza de atum**

Para 100 g

| *Quantidade* | *Alimento* |
|---|---|
| 63 g | pizza, massa crua |
| 2,4 g | óleo, de soja |
| 81,4 g | tomate, molho industrializado |
| 40,7 g | atum, fresco, cru |

Para 90 g (1 fatia)

| *Quantidade* | *Alimento* |
|---|---|
| 56,7 g | pizza, massa crua |
| 2,16 g | óleo, de soja |
| 73,3 g | tomate, molho industrializado |
| 36,6 g | atum, fresco, cru |

- **Pizza de calabresa**

Para 100 g

| *Quantidade* | *Alimento* |
|---|---|
| 54 g | pizza, massa crua |
| 21 g | queijo, muçarela, leite integral |
| 43 g | tomate, molho industrializado |
| 0,9 g | azeite, de oliva, extravirgem |
| 16 g | linguiça, porco, grelhada |

Para 90 g (1 fatia)

| *Quantidade* | *Alimento* |
|---|---|
| 48,6 g | pizza, massa crua |
| 18,9 g | queijo, muçarela, leite integral |
| 38,7 g | tomate, molho industrializado |
| 0,8 g | azeite, de oliva, extravirgem |
| 14,4 g | linguiça, porco, grelhada |

- **Pizza de frango com catupiry**

Para 100 g

| *Quantidade* | *Alimento* |
|---|---|
| 63 g | pizza, massa crua |
| 0,3 g | orégano moído |
| 55,6 g | frango, peito, sem pele, grelhado |
| 55,6 g | queijo catupiry |
| 0,1 g | sal |
| 0,6 g | salsinha |
| 60,6 g | tomate, salada |

Para 90 g (1 fatia)

| *Quantidade* | *Alimento* |
|---|---|
| 56,7 g | pizza, massa crua |
| 0,3 g | orégano moído |
| 50 g | frango, peito, sem pele, grelhado |
| 50 g | queijo catupiry |
| 0,1 g | sal |
| 0,5 g | salsinha |
| 54,5 g | tomate, salada |

- **Pizza de muçarela**

Para 100 g

| *Quantidade* | *Alimento* |
|---|---|
| 52 g | pizza, massa crua |
| 42 g | queijo, muçarela, leite integral |
| 40 g | tomate, molho industrializado |
| 0,9 g | azeite, de oliva, extravirgem |

Para 90 g (1 fatia)

| *Quantidade* | *Alimento* |
|---|---|
| 46,8 g | pizza, massa crua |
| 37,8 g | queijo, muçarela, leite integral |
| 36 g | tomate, molho industrializado |
| 0,8 g | azeite, de oliva, extravirgem |

- **Polenta cozida**

Para 100 g

| *Quantidade* | *Alimento* |
|---|---|
| 77,7 g | milho, fubá, cru |
| 11 g | margarina, com óleo interesterificado, com sal |
| 0,8 g | sal |

Para 60 g (1 porção)

| *Quantidade* | *Alimento* |
|---|---|
| 46,6 g | milho, fubá, cru |
| 6,6 g | margarina, com óleo interesterificado, com sal |
| 0,5 g | sal |

- **Polenta cozida com queijo**

Para 100 g

| *Quantidade* | *Alimento* |
|---|---|
| 55,6 g | milho, fubá, cru |
| 0,4 g | sal |
| 44,4 g | queijo, minas/frescal |

Para 90 g (1 porção)

| *Quantidade* | *Alimento* |
|---|---|
| 50 g | milho, fubá, cru |
| 0,4 g | sal |
| 40 g | queijo, minas/frescal |

- **Polenta frita**

Para 100 g

| *Quantidade* | *Alimento* |
|---|---|
| 77,7 g | milho, fubá, cru |
| 11 g | margarina, com óleo interesterificado, com sal |
| 0,8 g | sal |
| 6,7 g | óleo, de soja |

Para 60 g (1 porção)

| *Quantidade* | *Alimento* |
|---|---|
| 46,6 g | milho, fubá, cru |
| 6,6 g | margarina, com óleo interesterificado, com sal |
| 0,5 g | sal |
| 4 g | óleo, de soja |

- **Pudim de leite**

Para 100 g

| *Quantidade* | *Alimento* |
|---|---|
| 36 g | leite, condensado |
| 55 g | leite, vaca, fluido, 3,25% de gordura |
| 14 g | ovo, de galinha, inteiro, cru |
| 2 g | açúcar, refinado |

Para 130 g (1 fatia média)

| *Quantidade* | *Alimento* |
|---|---|
| 46,8 g | leite, condensado |
| 71,5 g | leite, vaca, fluido, 3,25% de gordura |
| 18,2 g | ovo, de galinha, inteiro, cru |
| 2,6 g | açúcar, refinado |

- **Pudim industrializado (de caixinha)**

Para 100 g

| *Quantidade* | *Alimento* |
|---|---|
| 16,7 g | sobremesas, pudim, baunilha, mistura seca |
| 100 g | leite, vaca, fluido, 3,25% de gordura |

Para 120 g (1 pote de sobremesa)

| *Quantidade* | *Alimento* |
|---|---|
| 20 g | sobremesas, pudim, baunilha, mistura seca |
| 120 g | leite, vaca, fluido, 3,25% de gordura |

- **Purê de batata**

Para 100g

| *Quantidade* | *Alimento* |
|---|---|
| 94 g | batata, inglesa, cozida |
| 17 g | leite, vaca, fluido, 3,25% de gordura |
| 4,6 g | manteiga, com sal |

Para 45 g (1 colher de sopa cheia)

| *Quantidade* | *Alimento* |
|---|---|
| 42,8 g | batata, inglesa, cozida |
| 7,7 g | leite, vaca, fluido, 3,25% de gordura |
| 2,1 g | manteiga, com sal |

**Queijo branco**
Utilizar queijo, minas/frescal

- **Queijo muçarela**
Utilizar queijo, muçarela, leite semidesnatado

- **Queijo muçarela de búfala**
Utilizar queijo, muçarela, leite integral

- **Queijo parmesão ralado**
Utilizar queijo, parmesão

- **Queijo tipo Polenguinho®**
Utilizar queijo, pasteurizado

- **Quibe cru**

Para 100 g

| *Quantidade* | *Alimento* |
|---|---|
| 166 g | carne, bovina, coxão mole, sem gordura, cru |
| 100 g | cebola, crua |
| 6 g | sal |
| 66 g | trigo para quibe |
| 6,2 g | limão, galego, suco (não diluído) |

Para 50 g (1 unidade média)

| *Quantidade* | *Alimento* |
|---|---|
| 83 g | carne, bovina, coxão mole, sem gordura, cru |
| 50 g | cebola, crua |

| | |
|---|---|
| 3 g | sal |
| 33 g | trigo para quibe |
| 3,1 g | limão, galego, suco (não diluído) |

## Quibe frito

Para 100 g

| *Quantidade* | *Alimento* |
|---|---|
| 30 g | trigo para quibe |
| 30 g | carne, bovina, coxão mole, sem gordura, cozida (sem óleo) |
| 10 g | cebola, crua |
| 1 g | sal |
| 4,8 g | óleo, de soja |

Para 12 g (1 unidade pequena)

| *Quantidade* | *Alimento* |
|---|---|
| 3,6 g | trigo para quibe |
| 3,6 g | carne, bovina, coxão mole, sem gordura, cozida (sem óleo) |
| 1,2 g | cebola, crua |
| 0,12 g | sal |
| 0,57 g | óleo, de soja |

## Quindim

Para 100 g

| *Quantidade* | *Alimento* |
|---|---|
| 20 g | ovo, de galinha, inteiro, cru |
| 7 g | ovo, de galinha, gema, crua |
| 39 g | açúcar, refinado |

| | |
|---|---|
| 4 g | margarina, com óleo interesterificado, com sal |
| 11 g | coco, ralado desidratado sem açúcar |

Para 20 g (1 unidade pequena)

| *Quantidade* | *Alimento* |
|---|---|
| 4 g | ovo, de galinha, inteiro, cru |
| 1,4 g | ovo, de galinha, gema, crua |
| 7,8 g | açúcar, refinado |
| 0,8 g | margarina, com óleo interesterificado, com sal |
| 2,2 g | coco, ralado desidratado sem açúcar |

- **Rabada**

Para 100 g

| *Quantidade* | *Alimento* |
|---|---|
| 83 g | Carne, bovina, tutano (bone marrom), cru |
| 1 g | sal |
| 12 g | cebola, crua |
| 12 g | tomate, salada |
| 1,6 g | óleo, de soja |
| 5 g | limão, galego, suco (não diluído) |

- **Ravióli**

Para 100 g

| *Quantidade* | *Alimento* |
|---|---|
| 100 g | ravioli cozido |
| 3,5 g | manteiga, sem sal |
| 0,7 g | sal |

| | |
|---|---|
| 0,2 g | azeite, de oliva, extravirgem |
| 0,75 g | alho, cru |
| 21,2 g | cebola, crua |
| 50 g | tomate, molho industrializado |

- **Rissole**

Para 100 g

| *Quantidade* | *Alimento* |
|---|---|
| 50 g | margarina, com óleo interesterificado, com sal |
| 12 g | farinha, de trigo |
| 1 g | sal |
| 40 g | carne, bovina, coxão mole, sem gordura, cozida (sem óleo) |
| 10 g | farinha, de rosca |
| 5 g | ovo, de galinha, inteiro, cru |
| 8 g | óleo, de soja |

Para 12 g (1 unidade pequena)

| *Quantidade* | *Alimento* |
|---|---|
| 1,44 g | margarina, com óleo interesterificado, com sal |
| 3 g | farinha, de trigo |
| 0,12 g | sal |
| 4,8 g | carne, bovina, coxão mole, sem gordura, cozida (sem óleo) |
| 1,2 g | farinha, de rosca |
| 0,6 g | ovo, de galinha, inteiro, cru |
| 0,96 g | óleo, de soja |

Para 70 g (1 unidade grande)

| *Quantidade* | *Alimento* |
|---|---|
| 35 g | margarina, com óleo interesterificado, com sal |
| 8,4 g | farinha, de trigo |
| 0,7 g | sal |
| 28 g | carne, bovina, coxão mole, sem gordura, cozida (sem óleo) |
| 7 g | farinha, de rosca |
| 3,5 g | ovo, de galinha, inteiro, cru |
| 5,6 g | óleo, de soja |

- **Risoto de frango (em geral)**

Para 100 g (4 colheres de sopa cheia)

| *Quantidade* | *Alimento* |
|---|---|
| 72 g | arroz, tipo 1, cozido |
| 28 g | frango, peito, sem pele, cozido |
| 5 g | cebola, crua |
| 5 g | tomate, salada |
| 1,6 g | óleo, de soja |
| 10 g | ervilha, enlatada, drenada |

- **Rosbife**

Considerar carne, bovina, contrafilé, com gordura, grelhado

- **Sagu tradicional**

Para 100 g

| *Quantidade* | *Alimento* |
|---|---|
| 9 g | sagu cru |
| 0,35 g | canela (pó) |

| | |
|---|---|
| 48 g | vinho tinto |
| 16 g | groselha |
| 17 g | açúcar, refinado |

- **Salada de legumes**

Para 100 g

| *Quantidade* | *Alimento* |
|---|---|
| 35 g | batata, inglesa, cozida |
| 35 g | cenoura, crua |
| 35 g | chuchu, cozido |
| 1 g | sal |
| 2,4 g | azeite, de oliva, extravirgem |

Para 30 g (1 colher de sopa)

| *Quantidade* | *Alimento* |
|---|---|
| 10,5 g | batata, inglesa, cozida |
| 10,5 g | cenoura, crua |
| 10,5 g | chuchu, cozido |
| 0,3 g | sal |
| 0,72 g | azeite, de oliva, extravirgem |

- **Salada de legumes com maionese**

Para 100 g

| *Quantidade* | *Alimento* |
|---|---|
| 35 g | batata, inglesa, cozida |
| 50 g | cenoura, crua |
| 2 g | azeitona, verde, conserva |
| 10 g | ervilha, enlatada, drenada |
| 20 g | maionese, industrializada, tradicional, com ovos |
| 1 g | sal |

Para 38 g (1 colher de sopa)

| *Quantidade* | *Alimento* |
|---|---|
| 13,3 g | batata, inglesa, cozida |
| 19 g | cenoura, crua |
| 0,76 g | azeitona, verde, conserva |
| 3,8 g | ervilha, enlatada, drenada |
| 7,6 g | maionese, industrializada, tradicional, com ovos |
| 0,38 g | sal |

Para 70 g (1 colher de servir)

| *Quantidade* | *Alimento* |
|---|---|
| 24,5 g | batata, inglesa, cozida |
| 35 g | cenoura, crua |
| 1,4 g | azeitona, verde, conserva |
| 7 g | ervilha, enlatada, drenada |
| 14 g | maionese, industrializada, tradicional, com ovos |
| 0,7 g | sal |

- **Salgadinhos para festa**

Ver em *coxinha*, *croquete*, *rissole*, etc.

- **Salpicão de frango**

Para 100 g

| *Quantidade* | *Alimento* |
|---|---|
| 55 g | frango, peito, sem pele, grelhado |
| 5 g | cebola, crua |

| | |
|---|---|
| 1 g | sal |
| 5 g | pimentão, verde, cru |
| 14 g | batata, frita, tipo chips, industrializada (com sal) |
| 20 g | maionese, industrializada, tradicional, com ovos |

Para 25 g (1 colher de sopa)

| *Quantidade* | *Alimento* |
|---|---|
| 13,4 g | frango, peito, sem pele, grelhado |
| 1,3 g | cebola, crua |
| 0,25 g | sal |
| 1,3 g | pimentão, verde, cru |
| 3,5 g | batata, frita, tipo chips, industrializada (com sal) |
| 5 g | maionese, industrializada, tradicional, com ovos |

Para 40 g (1 colher de servir cheia)

| *Quantidade* | *Alimento* |
|---|---|
| 22 g | frango, peito, sem pele, grelhado |
| 2,0 g | cebola, crua |
| 0,4 g | sal |
| 2 g | pimentão, verde, cru |
| 5,6 g | batata, frita, tipo chips, industrializada (com sal) |
| 8 g | maionese, industrializada, tradicional, com ovos |

- **Sanduíche de mortadela**

Para 100 g

| *Quantidade* | *Alimento* |
|---|---|
| 55,5 g | pão, trigo, francês |
| 33,3 g | mortadela, bovina e suína |
| 10 g | margarina, com óleo interesterificado, com sal (65% de lipídeos) |

Para 90 g (1 unidade)

| *Quantidade* | *Alimento* |
|---|---|
| 50 g | pão, trigo, francês |
| 30 g | mortadela, bovina e suína |
| 9 g | margarina, com óleo interesterificado, com sal (65% de lipídeos) |

- **Sanduíche de presunto**

Para 100 g

| *Quantidade* | *Alimento* |
|---|---|
| 55,5 g | pão, trigo, francês |
| 33,3 g | Utilizar presunto, fatiado, extra magro, (aproximadamente 5% de gordura) |
| 10 g | margarina, com óleo interesterificado, com sal (65% de lipídeos) |

Para 90 g (1 unidade)

| *Quantidade* | *Alimento* |
|---|---|
| 50g | pão, trigo, francês |
| 30g | Utilizar presunto, fatiado, extra magro, (aproximadamente 5% de gordura) |

| | |
|---|---|
| 9g | margarina, com óleo interesterificado, com sal (65% de lipídeos) |

## Sanduíche de presunto com queijo

Para 100 g

| *Quantidade* | *Alimento* |
|---|---|
| 55,5 g | pão, trigo, francês |
| 16,7 g | Utilizar presunto, fatiado, extra magro, (aprox 5% gordura) |
| 22,2 g | queijo, muçarela, leite semidesnatado |
| 10 g | margarina, com óleo interesterificado, com sal (65% de lipídeos) |

Para 90 g (1 unidade)

| *Quantidade* | *Alimento* |
|---|---|
| 50 g | pão, trigo, francês |
| 15 g | Utilizar presunto, fatiado, extra magro, (aprox 5% gordura) |
| 20 g | queijo, muçarela, leite semidesnatado |
| 9 g | margarina, com óleo interesterificado, com sal (65% de lipídeos) |

## Sanduíche de queijo

Para 100 g

| *Quantidade* | *Alimento* |
|---|---|
| 55,5 g | pão, trigo, francês |
| 44,4 g | queijo, muçarela, leite semidesnatado |
| 10 g | margarina, com óleo interesterificado, com sal (65% de lipídeos) |

Para 90 g (1 unidade)

| *Quantidade* | *Alimento* |
|---|---|
| 50 g | pão, trigo, francês |
| 40 g | queijo, muçarela, leite semidesnatado |
| 9 g | margarina, com óleo interesterificado, com sal (65% de lipídeos) |

- **Sanduíche de queijo branco**

Para 100 g

| *Quantidade* | *Alimento* |
|---|---|
| 55,5 g | pão, trigo, francês |
| 66,7 g | queijo, minas/frescal |
| 10 g | margarina, com óleo interesterificado, com sal (65% de lipídeos) |

Para 90 g (1 unidade)

| *Quantidade* | *Alimento* |
|---|---|
| 50 g | pão, trigo, francês |
| 60 g | queijo, minas/frescal |
| 9 g | margarina, com óleo interesterificado, com sal (65% de lipídeos) |

- **Sanduíche de salame**

Para 100 g

| *Quantidade* | *Alimento* |
|---|---|
| 55,5 g | pão, trigo, francês |
| 2 fatias | salame |
| 10 g | margarina, com óleo interesterificado, com sal (65% de lipídeos) |

Para 90 g (1 unidade)

| *Quantidade* | *Alimento* |
|---|---|
| 50 g | pão, trigo, francês |
| 2 fatias | salame |
| 9 g | margarina, com óleo interesterificado, com sal (65% de lipídeos) |

- **Saquê**

Utilizar cana, aguardente

- **Sashimi**

Para 100 g

| *Quantidade* | *Alimento* |
|---|---|
| 100 g | peixe, salmão cru |
| 17,7 g | limão, galego, suco (sem diluir) |
| 17,7 g | shoyu |
| 1,5 g | sal |
| 2,5 g | azeite, de oliva, extravirgem |

Para 13 g (1 unidade)

| *Quantidade* | *Alimento* |
|---|---|
| 13 g | peixe, salmão cru |
| 2,3 g | limão, galego, suco (sem diluir) |
| 2,3 g | shoyu |
| 0,2 g | sal |
| 0,3 g | azeite, de oliva, extravirgem |

- **Smirnoff Ice®**

Considerar cerveja, pilsen

## Sopa de abóbora

Para 100 g

| *Quantidade* | *Alimento* |
|---|---|
| 32 g | abóbora, cabotian, cozida |
| 2,3 g | alho, cru |
| 12,8 g | cebola, crua |
| 0,5 g | óleo, de soja |
| 1,8 g | sal |

Para 130 g (1 concha média)

| *Quantidade* | *Alimento* |
|---|---|
| 41,6 g | abóbora, cabotian, cozida |
| 3 g | alho, cru |
| 16,7 g | cebola, crua |
| 0,67 g | óleo, de soja |
| 2,3 g | sal |

## Sopa de alho

Para 100 g

| *Quantidade* | *Alimento* |
|---|---|
| 1,9 g | alho, cru |
| 1 g | óleo, de soja |
| 2,5 g | caldo de galinha, tablete |
| 19,2 g | creme de leite, fluido, 25% de gordura |
| 6,4 g | ovo, de galinha, gema, crua |

Para 130 g (1 concha média)

| *Quantidade* | *Alimento* |
|---|---|
| 2,5 g | alho, cru |

| | |
|---|---|
| 1,3 g | óleo, de soja |
| 3,2 g | caldo de galinha, tablete |
| 25 g | creme de leite, fluido, 25% de gordura |
| 8,3 g | ovo, de galinha, gema, crua |

- **Sopa de arroz**

Para 100 g

| *Quantidade* | *Alimento* |
|---|---|
| 28,7 g | arroz, tipo 1, cru |
| 0,3 g | cebolinha, crua |
| 1,3 g | caldo de galinha, tablete |

Para 89 g (1 porção)

| *Quantidade* | *Alimento* |
|---|---|
| 25,5 g | arroz, tipo 1, cru |
| 0,3 g | cebolinha, crua |
| 1,2 g | caldo de galinha, tablete |

- **Sopa de aveia**

Para 100 g

| *Quantidade* | *Alimento* |
|---|---|
| 0,7 g | caldo de galinha, tablete |
| 10,7 g | aveia, flocos, crua |
| 1,4 g | margarina, com óleo interesterificado, com sal |

Para 140 g (1 concha média)

| *Quantidade* | *Alimento* |
|---|---|
| 0,95 g | caldo de galinha, tablete |

| | |
|---|---|
| 15 g | aveia, flocos, crua |
| 1,9 g | margarina, com óleo interesterificado, com sal |

- **Sopa de ervilha**

Para 100 g (1 concha média)

| *Quantidade* | *Alimento* |
|---|---|
| 25 g | ervilha seca crua |
| 0,8 g | óleo, de soja |
| 1 g | sal |

- **Sopa de feijão com macarrão**

Para 100 g (5 colheres de sopa cheias)

| *Quantidade* | *Alimento* |
|---|---|
| 80 g | feijão, carioca, cozido |
| 13 g | macarrão, trigo, cru |
| 3 g | óleo, de soja |
| 1 g | sal |

- **Sopa de fubá**

Para 100 g

| *Quantidade* | *Alimento* |
|---|---|
| 18,8 g | milho, fubá, cru |
| 31,3 g | ovo, de galinha, inteiro, cru |
| 15,6 g | couve, manteiga, refogada (sem sal) |
| 0,6 g | Sal |

Para 160 g (1 concha média)

| *Quantidade* | *Alimento* |
|---|---|
| 30 g | milho, fubá, cru |
| 50 g | ovo, de galinha, inteiro, cru |

| | |
|---|---|
| 25 g | couve, manteiga, refogada (sem sal) |
| 1 g | sal |

- **Sopa instantânea**

  1 envelope = 200 mL de sopa preparada

  Utilizar sopa, creme de frango desidratada preparada com água

- **Suco natural de abacaxi**

  Para 100 mL

| *Quantidade* | *Alimento* |
|---|---|
| 40 g | abacaxi, cru |
| 5 g | açúcar, refinado |

- **Suco natural de açaí**

  Para 100 mL

| *Quantidade* | *Alimento* |
|---|---|
| 33,3 g | polpa de açaí congelada |
| 16,7 g | xarope de guaraná |

- **Suco natural de acerola**

  Para 100 mL

| *Quantidade* | *Alimento* |
|---|---|
| 20 g | acerola, crua |
| 5 g | açúcar, refinado |

- **Suco natural de beterraba ou goiaba ou manga**

  Para 100 mL

| *Quantidade* | *Alimento* |
|---|---|
| 30 g | beterraba, goiaba, manga |
| 5 g | açúcar, refinado |

- **Suco natural de laranja com açúcar**

Para 100 mL

| *Quantidade* | *Alimento* |
|---|---|
| 95 g | laranja, pêra, suco (não diluído e sem açúcar) |
| 5 g | açúcar, refinado |

- **Suco natural de maracujá**

Para 100 mL

| *Quantidade* | *Alimento* |
|---|---|
| 10 g | maracujá, cru |
| 5 g | açúcar, refinado |

- **Suco natural de morango ou melão ou mamão ou melancia ou uva ou amora**

Para 100 mL

| *Quantidade* | *Alimento* |
|---|---|
| 50 g | morango, melão, mamão, melancia, uva, amora |
| 5 g | açúcar, refinado |

- **Torta de limão**

Para 100 g

| *Quantidade* | *Alimento* |
|---|---|
| 29 g | açucar, refinado |
| 22 g | farinha, de trigo |
| 20 g | margarina, com óleo interesterificado, com sal |
| 22 g | ovo, de galinha, inteiro, cru |

| | |
|---|---|
| 14 g | limão, galego, suco (não diluido) |
| 4 g | milho, amido, cru |

Para 85 g (1 fatia média ou mini torta)

| *Quantidade* | *Alimento* |
|---|---|
| 24,65 g | açucar, refinado |
| 18,7 g | farinha, de trigo |
| 17 g | margarina, com óleo interesterificado, com sal |
| 18,7 g | ovo, de galinha, inteiro, cru |
| 11,9 g | limão, galego, suco (não diluido) |
| 3,4 g | milho, amido, cru |

- **Tutu de feijão**

Para 100 g (3 colheres de sopa)

| *Quantidade* | *Alimento* |
|---|---|
| 80 g | feijão, carioca, cozido |
| 4 g | farinha, de mandioca |
| 1 g | sal |
| 4 g | óleo, de soja |

- **Verduras e legumes cozidos/ensopados**

Acrescentar: 5% de óleo, de soja e 1% sal

- **Verduras e legumes refogados**

Para 100 g

| *Quantidade* | *Alimento* |
|---|---|
| 5 g | óleo, de soja |
| 1 g | sal |

- **Yakissoba**

Para 100 g

| *Quantidade* | *Alimento* |
|---|---|
| 75,5 g | macarrão fresco |
| 16,6 g | cenoura, crua |
| 52,8 g | vagem, crua |
| 47,5 g | couve-flor, cozida |
| 10,2 g | cebola, crua |
| 11,3 g | acelga, crua |
| 2,3 g | óleo, de soja |
| 0,3 g | sal |
| 0,8 g | alho, cru |

Para 265 g (1 porção)

| *Quantidade* | *Alimento* |
|---|---|
| 200 g | macarrão fresco |
| 44 g | cenoura, crua |
| 140 g | vagem, crua |
| 126 g | couve-flor, cozida |
| 27 g | cebola, crua |
| 30 g | acelga, crua |
| 6 g | óleo, de soja |
| 0,8 g | sal |
| 2 g | alho, cru |

# Exemplos de Cálculo

Selecionamos dois exemplos de cardápio alimentar que foram coletados e analisados para o estudo "Impacto de uma intervenção nutricional sobre a qualidade da dieta de trabalhadores adultos".

A avaliação do consumo alimentar se dá, basicamente, em três etapas.

**Etapa 1**: Coleta dos dados dietéticos. Pode ser utilizado qualquer método insvetigativo como o Recordatório de 24 horas (R24h), o questionário de frequência alimentar (QFA), ou outro método a escolha do investigador baseado nos objetivos da avaliação;

**Etapa 2**: Desmembramento das preparações em alimentos;

**Etapa 3**: Cálculo dietético de energia, macro e micronutrientes.

No caso dos exemplos apresentados a seguir, o método escolhido foi o Recordatório de 24 horas. Instrumento que serviu para investigar o consumo alimentar dos trabalhadores, que estão descritos na Etapa 1.

# Etapa 1: Coleta de dados

## *Exemplo 1:*

Dia da semana: ______________ Data da entrevista: ___________________
ID: _______Telefone: ______________ Nome: _________________________
Sexo: __________________ Número do questionário: ___________________
Entrevistador: _____________ Empresa: ____________________________

| Horário | Local/ Refeição | Alimento/ Preparação | Medida caseira/ Quantidade | Observação |
|---|---|---|---|---|
| 6h30 | Padaria/ Desjejum | Leite achocolatado<br>Pão francês na chapa | 1 copo de suco<br>1 ½ unidade | Não sabia o tipo de leite, chocolate e recheio do pão. |
| 13h30 | Casa/ Almoço | Salada de alface, tomate, cebola e azeitona | 1 prato raso | Salada temperada |
| | | Arroz | 3 colheres de servir | |
| | | Carne assada | 3 fatias médias | |
| | | Macarrão ao sugo | 3 colheres de servir | |
| | | Frango assado | 1 pedaço | Não sabia o tamanho do pedaço do frango |

| | | | | |
|---|---|---|---|---|
| | | Melancia | 2 fatias médias | |
| 20h | Casa/ Jantar | Sanduíche de pão francês com mortadela e muçarela | 1 unidade<br>3 fatias<br>3 fatias | |
| | | Refrigerante | 1 copo de requeijão | Guaraná normal |
| | | Bolo de fubá | 2 pedaços médios | |
| | | Torta de morango | 1 pedaço | |

*Exemplo 2:*

Dia da semana: __________ Data da entrevista: __________ ID: ______
Telefone:______________Nome:______________________________
Sexo: ____________ Número do questionário: ________________
Entrevistador: _______________ Empresa: ____________________

| Horário | Local/ Refeição | Alimento/ Preparação | Medida caseira/ Quantidade | Observação |
|---|---|---|---|---|
| 8h | Empresa/ Desjejum | Café adoçado<br>Pão francês com margarina | 1 xícara de café<br>2 unidades<br>2 colheres de chá rasas | Pão mini |
| 11h30 | Empresa/ Almoço | Creme de milho | 1 colher de servir | |

| | | | | |
|---|---|---|---|---|
| | | Arroz integral | 3 colheres de sopa | |
| | | Salada de alface com pepino picado | 3 folhas | Temperou a salada |
| | | Mandioquinha refogada | 1 colher de sopa | |
| | | Filé de frango empanado | 1 colher de sopa | |
| | | Mexerica | 1 unidade pequena ½ unidade | |
| | | Chá mate adoçado | 1 copo descartável | |
| 15h | Empresa/ Lanche da tarde I | Banana prata | 1 unidade | |
| 17h30 | Empresa/ Lanche da tarde II | Iogurte natural Cereal sabor chocolate | 1 pote 1 xícara de café | Choco crisp® |
| 20h30 | Jantar/ Casa | Arroz branco | 2 colheres de sopa | |
| | | Salmão assado | 2 colheres de sopa | |
| | | Alface | 5 folhas | Azeite |
| | | Couve refogada | 2 colheres de sopa | |

## Etapa 2: Desmembramento das preparações conforme a padronização.

*Exemplo 1:*

| **Alimento/ Preparação** | **Medida caseira/ Quantidade** | **Desmenbramento padronizado** |
|---|---|---|
| Leite achocolatado | 1 copo de suco | • 240 mL leite, vaca, fluido, 3,25% de gordura |
| Pão francês na chapa | 1 ½ unidade | • 24 g achocolatado, pó<br>• 75 g pão, trigo, francês<br>• 9 g de margarina, com óleo interesterificado, com sal (65% de lipídeos) |
| Salada de alface, tomate, cebola e azeitona | 1 prato sobremesa | • 36 g de alface<br>• 15 g tomate salada<br>• 5 g cebola, crua<br>• 8 g azeitona<br>• 0,4 g de sal<br>• 4 g vinagre ou limão<br>• 3 g de azeite |
| Arroz | 3 colheres de servir | • 165 g arroz, tipo 1, cozido |
| Carne assada | 3 fatias médias | • 1,8 g alho, cru<br>• 6,6 g cebola, crua<br>• 1,8 g óleo, de soja<br>• 1,8 g sal<br>• 270 g carne assada<br>• 2,7 g sal |

| | | |
|---|---|---|
| Macarrão ao sugo | 3 colheres de servir | • 150 g macarrão, cozido, não enriquecido<br>• 65,4 g tomate, molho industrializado |
| Frango assado | 1 pedaço | • 40 g frango, peito, com pele, assado<br>• 0,4 g sal |
| Melancia | 2 fatias médias | • 400 g melancia |
| Sanduíche de pão francês com mortadela e muçarela | 1 unidade<br>3 fatias<br>3 fatias | • 50 g pão, trigo, francês<br>• 45 g mortadela, bovina e suína<br>• 60 g queijo, muçarela, leite semidesnatado |
| Refrigerante | 1 copo de requeijão | • 240 mL refrigerante, tipo cola |
| Bolo de fubá | 2 pedaços médios | • 32,4 g ovo, de galinha, inteiro, cru<br>• 36 g açúcar, refinado<br>• 38,4 g farinha, de trigo<br>• 26,4 g leite, vaca, fluido, 3,25% de gordura<br>• 24 g manteiga, sem sal<br>• 24,6 g açúcar, refinado<br>• 18,7 g farinha, de trigo<br>• 17 g margarina, com óleo interesterificado, com sal |

| | | |
|---|---|---|
| Torta de morango | 1 pedaço | • 18,7 g ovo, de galinha, inteiro, cru<br>• 11,9 g limão, galego, suco (não diluido)<br>• 3,4 g milho, amido, cru |

OBS: 1- Os ingredientes da salada foram estimados e, quando não especificado, sempre utilizar os temperos para a salada. 2- Bolo de fubá, utilizar o bolo simples.

## *Exemplo 2:*

| **Alimento/ Preparação** | **Medida caseira/ Quantidade** | **Desmenbramento padronizado** |
|---|---|---|
| Café adoçado | 1 xícara de café | • 60 mL café, infusão 10%<br>• 4,8 g açúcar |
| Pão francês com margarina | 2 unidades | • 60 g pão, trigo, francês<br>• 8 g margarina, com óleo interesterificado, com sal (65% de lipídeos) |
| Creme de milho | 1 colher de servir | • 11,5 g cebola, crua<br>• 1,15 g manteiga, com sal<br>• 23 g leite, vaca, fluido, 3,25% de gordura<br>• 1,8 g farinha, de trigo<br>• 15,2 g milho, verde, enlatado, drenado |
| Arroz integral | 3 colheres de sopa | • 60 g arroz, integral, cozido<br>• 2,4 g óleo, de soja<br>• 0,6 g sal |

| | | |
|---|---|---|
| Salada de alface com cenoura ralada | 3 folhas | • 18 g alface, crespa, crua<br>• 12 g cenoura, crua<br>• 0,4 g de sal<br>• 4 g vinagre ou limão<br>• 3 g de azeite |
| Mandioquinha refogada | 1 colher de sopa | • 20 g batata baroa, cozida (sem sal)<br>• 1 g óleo, de soja<br>• 0,2 g sal |
| Filé de frango empanado | 1 colher de sopa | • 100 g frango, peito, sem pele, cru<br>• 20 g farinha, de rosca<br>• 8 g óleo, de soja<br>• 1 g sal<br>• 10 g ovo, de galinha, inteiro, cru |
| Mexerica | 1 unidade pequena<br>½ unidade | • 135 g mexerica, murcote, crua |
| Chá mate adoçado | 1 copo descartável | • 200 mL chá, infusão 5%<br>• 11,1 g de açúcar |
| Banana prata | 1 unidade | • 70 g banana prata |
| Iogurte natural<br>Cereal sabor chocolate | 1 pote<br>1 xícara de café | • 200 g iogurte, sabor morango<br>• 30 g cereal matinal, milho, açúcar |
| Arroz branco | 2 colheres de sopa | • 50 g arroz, tipo 1, cozido<br>• 0,5 g alho, cru<br>• 2 g cebola, crua<br>• 0,5 g óleo, de soja<br>• 0,5 g sal |

| | | |
|---|---|---|
| Salmão assado | 1 filé médio | • 132 g merluza, filé, cru<br>• 1,3 g sal |
| Alface | 5 folhas | • 30 g alface, crespa, crua<br>• 0,4 g de sal<br>• 4 g vinagre ou limão<br>• 3 g de azeite |
| Couve refogada | 2 colheres de sopa | • 20 g couve, manteiga, refogada (sem sal)<br>• 1 g de óleo, de soja<br>• 0,2 g sal |

## *Etapa 3: Cálculo dietético*

Nesta terceira e última etapa, o investigador optará pela tabela ou software de sua preferência.

# Referências

BOMBEM, K. C. M. Impacto de uma intervenção nutricional sobre a qualidade da dieta de trabalhadores adultos. Dissertação de mestrado – Faculdade de Saúde Pública, Universidade de São Paulo, São Paulo, 2010.

FISBERG, R. M; VILLAR, B. S. Manual de receitas e medidas caseiras para cálculo de inquéritos alimentares. 1. ed. São Paulo: Signus, 2002. 71 p.

IBGE – Instituto Brasileiro de Geografia e Estatística. Pesquisa de orçamentos familiares 2008-2009 – Tabela de medidas referidas para os alimentos consumidos no Brasil. Rio de Janeiro, 2011.

PINHEIRO, A. B. V; LACERDA, E. M. A; BENZECRY, E. H; GOMES, M. C. S; COSTA, V. M. Tabela para avaliação de consumo alimentar em medidas caseiras. 4. ed. São Paulo: Atheneu, 2002. 79 p.

TOMITA, L. Y; CARDOSO, M. A. Relação de medidas caseiras, composição química e receitas de alimentos nipo-brasileiros. 2. ed. São Paulo: Metha, 2002. 85 p.

UNICAMP – Núcleo de Estudos e Pesquisas em Alimentação. Universidade Estadual de Campinas [NEPA/UNICAMP]. Tabela Brasileira de Composição de Alimentos [TACO]: versão 2. São Paulo: NEPA/UNICAMP, 2006.

United States Department of Agriculture. Agricultural Research Service. USDA National Nutrient Database for Standart Reference. Release 19. Beltsville: 2006.

# Sobre os Autores

## Kelly Cristina de Moura Bombem

*Nutricionista, mestre em Nutrição em Saúde Pública pela Faculdade de Saúde Pública da Universidade de São Paulo.*

## Daniela Silva Canella

*Nutricionista, mestre e doutoranda do Programa de Pós-graduação em Nutrição em Saúde Pública da Faculdade de Saúde Pública da Universidade de São Paulo.*

## Daniel Henrique Bandoni

*Nutricionista, Professor Adjunto da Universidade Federal de São Paulo, mestre em Saúde Pública pela Faculdade de Saúde Pública da Universidade de São Paulo e doutor em Nutrição em Saúde Pública pela Faculdade de Saúde Pública da Universidade de São Paulo.*

## Patrícia Constante Jaime

*Nutricionista, Professora Associada do Departamento de Nutrição da Faculdade de Saúde Pública da Universidade de São Paulo, pós-doutorada pelo Núcleo de Pesquisas Epidemiológicas em Nutrição e Saúde – NUPENS / USP e pela London School of Hygiene and Tropical Medicine (LSHTM) – Reino Unido, mestre e doutora em Saúde Pública pela Faculdade de Saúde Pública da Universidade de São Paulo.*